なぜ あなたの痛みは がんばっても 消えないのか?

現役はりきゅう師が教える
「痛み」のメカニズム

はり師・きゅう師
著・和田由美
イラスト・JIN

幻冬舎 MC

なぜあなたの痛みはがんばっても消えないのか？

現役はりきゅう師が教える「痛み」のメカニズム

はじめに

はじめまして、和田由美と申します。

私は短大卒業後、普通の会社員をしておりましたが、どうにもデスクワークが合わず、二十八歳で柔道整復師《じゅうどうせいふくし》の夫と結婚、ほぼ同時に一念発起して鍼灸《はりきゅう》の専門学校に入学しました。三年間の専門学校の一年生と二年生の間の春休みで出産をし、二〇一五年に国家資格を取って、卒業した段階では満二歳児の母。

入学前は夫の整骨院の受付でも手伝いながらはりきゅう師をしようと思っていたのですが、鍼灸の奥深さや難しさ、患者さま一人ひとりと向き合う喜びに魅せられて、すっかり鍼灸治療の世界にハマってしまいました。誰に話していいかわからない身体の悩みを誰よりも話しやすいはりきゅう師を目指して日夜励んでおります。

本書を手に取ってくださった方はおそらくご自身、もしくは親しい方が長く続く痛みに苦しんでいる方でしょう。普通の生活すら阻害する頭痛、朝目覚めて身体を起こしたただけで悲鳴を上げる腰、ちょっと歩いただけで苛烈な痛みが出る膝。つらい痛みを何とかしようと思っていない人はいないはずです。

あなたも病院に行ったり、サプリに頼ったり、テレビで見た健康体操を試したりしたことがあるのではないでしょうか。何とかするためにがんばっているのに、いっこうに痛みが楽にならない。でもそれはあなたの努力が足りないわけでも、日頃の行いが悪いわけでもないんです。ただ痛みのメカニズムを知らないだけ。

なぜ痛いかを知れば、どうすれば痛くならないかが見えてきます。

本書がそんな多くの人が悩む「痛み」から解放される手助けになれば、と思っております。

目次

第1章

痛みの原因を考える・「なぜ痛くなるのか」を知ってほしい

痛みを抱えた方とお話しすることも私の仕事のうちですが、仕事と関係ない食事会などでも、痛みについてよく相談されます。しかし皆さま、気にするほどには痛みについて理解していないように思います。例えば病院にかかって、椎間板ヘルニアと診断された方は「ヘルニアらしい」ということがわかっています。でも椎間板ヘルニアが何なのかはわからないし、なぜ痛いのか、を知らないことがとても多いのです。この章では、部位ごとの痛みの前に「なぜ痛みが出るのか」について解説をします。

病院では治らない痛みがある

ほとんどの方が何か痛みがあったとき最初に行くのは整形外科だと思います。そしてレントゲンを撮ってもらって「うーん、骨に異常はないなあ、痛み止めを出しておおくから」でおしまい。処方された薬を飲んでもさほど効かないし、もらったシップでかぶれてしまって……結局痛いままってことありませんか？　でもそれって先生がヤブなわけではないのです。

整形外科の先生はまず、骨折など骨の損傷を疑います。だからレントゲンを撮って骨に異常がなければ、痛み止めの薬やブロック注射で、つらい痛みを取ってくれようとします。しかし、身体にとって痛みとは、異常を知らせる警報装置です。火災が起きているから警報が鳴っている、でもうるさいからと警報を切ってしまうと火災は広がってしまいますよね。何か原因があって痛みがあるのに、痛みだけ取ってくれて「様子を見てね」と言われたから様子を見ていると、痛みの原因となっている部分がどんどん進んでしまいます。

私自身は十九歳のときに三段の階段から転落して左膝をついて痛めましたが、すごく痛いのに何度整形外科に行っても「異常はないね」と言われて、様子を見た結果今も痛いままになってしまっています。

約二十年たった今では普段は痛くないものの、うっかり左膝をついて激痛でのたうち回るということも。子供と目線を合わせるためにちょっと膝立ちをしたときに、買ってきたお米を床下収納にしまうためにしゃがんだときに、顔に鍼をする美容鍼の施術をするため膝立ちするたびに、仕事でもプライベートでも、ひやひやしながら膝をつくのはとてもしんどく感じます。

病気や事故など、何か突発的な原因のあるケガでなければ、痛みはある程度予防ができます。また痛くなった後でも、適切な処置をすることで後に残る痛みが軽減できることがあります。

痛いときに適切な処置をしていないと、異常を残したまま治ってしまうのです。また、整形外科でレントゲンを撮ってもらって特に何もないねと言われた場合、年だから仕方ないねと言われた場合、接骨院（整骨院）もしくは鍼灸院にお任せいただいたほうが効果的なこともあります。

本書の中で解説していきたいと思います。

なぜ痛くなるのか

私ははり師・きゅう師資格を取ってから九年間患者さまと向き合ってきました。その臨床経験を経て思うのが、そもそも大人になってから走って転んで痛くなって……というように、外傷が原因となって痛みが出る方は少ないのです。普段の仕事の姿勢、荷物をどちらの肩にかけるか、よくやる動作など、ちょっとした癖の積み重ねで痛みが出ている方がほとんどです。仕事が原因で痛みが出るなら、じゃあ辞めてしまえ！家事なんかせんでいい！　というわけにはもちろんいきません。普段の生活や仕事の姿勢を変えられないならストレッチなどのセルフケアをするか、ケアを外注するかです。

本書では痛みの原因を症状別に説明していきますが、何か別の疾患が隠れている場合や、転んでしまったとか、転落したとか、大きなきっかけがある場合を除けば、自覚できる身体の外側の痛みの原因のほとんどが以下のどれか、もしくは複合型です。

①姿勢が悪い
②筋肉が硬い
③長時間動かさなかったため血流が滞る
④力の入れ過ぎ
⑤使い過ぎ
⑥筋力低下

ひとつひとつ、詳しく解説していきます。

①姿勢が悪い

現代の日本では、姿勢が悪い方がとても多いです。電車に乗っていてもほとんどの方が、スマホを片手に猫背になっていますよね。姿勢が悪いと、足が上がりづらい、関節の動きが悪くなるなど、いろんな不具合が起きます。長くなってしまうので、第2章で説明します。

②筋肉が硬い

どこか身体が痛くなると、皆さま降って湧いた災難のようにおっしゃいます。しかしぎっくり腰やこむら返り、肩こりなど日常の急激な痛みのほとんどは筋肉の硬さが原因です。

ここで輪ゴムを想像してみてください。通常の輪ゴムを伸ばしたら伸びるだけですが、日光にさらして硬くなった輪ゴムは引き伸ばすとブチっと切れますよね。筋肉でも同じことが起きます。健康な筋肉は生の鶏ささみのようにある程度の柔軟性がありますが、疲労や乳酸が筋肉の中に溜まることで硬くなるのです。筋肉は目に見えないほど細い繊維が束になって目に見える形になっていますが、筋肉が硬くなってその繊維の一部が切れることを挫傷《ざしょう》といいます。これがふくらはぎなどの筋肉に起これば肉離れといわれて、繊維の単位ではなく丸々ズバッと切れれば筋断裂《だんれつ》です。つまり、亜脱臼などと違って癖になることはありません。筋肉が硬くて筋肉が細かく傷ついたため痛みが出現し、対処をしなければ硬いままなのでまた繰り返す。ただそれだけなのです。そのため筋肉が固まらず柔軟性がキープできればある程度予防できるのです。なるべくストレッチをするか、鍼灸などの治療を定期的に受けるか、できれば両方やっていただきたいです。

③長時間動かさなかったため血流が滞る

二〇二〇年の新型コロナウイルスの大流行によって、テレワークが推進されました。通勤がなくなったことによって楽になった人もいるかと思いますが、通勤って結構運動になっていたなって思いませんか。特に電車通勤だと、自宅から駅まで歩き、駅の階段を上り、乗り換えで歩き、電車内で立っているときにもよろけないために体幹を使います。

しかもテレワークできるとなると、パソコン作業が中心になるような職種でしょう。一日八時間以上パソコンに向かいっぱなし、ちょっと離れた給湯室にコーヒーを淹れに行きつつ脚を動かすということもなくなります。家の中にこもっていると、一日数百歩くらいしか歩かなかった、なんて話もよく聞きますね。

通勤のために仕方なくでも出かける支度をし、外に出ていれば「ちょっと遠回りして帰ろうかな」「少し散歩がてら歩こうかな」というのはたやすいのですが、外に出る用事がないのに出かける準備をして、運動しようとなるととても億劫《おっくう》です。その結果何が起きるかというと、運動量の低下です。

運動量が低下すると、血流が低下し、筋肉が固まり、コリの原因になります。肩・

腰の痛みによくありますが、パソコン仕事や授業中、長時間筋肉を動かさないと血流が滞ります。血液は酸素だけでなく身体のあらゆる栄養素や水分を運んでいる大事なものなので、不足するとまず重だるさが出ます。そして特に対策も取らず血流が改善しないと、身体からの警告として痛みの警報が出るのです。

関節の曲げ伸ばしを含む、身体の動作のすべては体内のエネルギーを使って筋肉を縮めて発生しています。その際エネルギーの残りかすとして乳酸という老廃物が出ます。身体が動いているときは力を抜いている状態もあるので、筋肉が縮む・緩むのポンプ作用で乳酸が筋肉から出るのですが、座っているときは座り姿勢を維持しているだけでも筋肉が強く働いている状態です。動いていない状態で筋肉に力を入れ続けると乳酸が筋肉の中に溜まり、硬くなります。これが「デスクワークをがんばったら首肩まわりが凝り固まっちゃってさ」とか「ただ座っていただけなのに腰が痛くって」という状態です。

解決策としては長時間同じ姿勢を取り続けないことですが、そうは言っても授業や会議の途中に立ち上がったり歩いたりというわけにもいきません。そこで時間を決めて身体を動かすのがおすすめです。生活に運動を取り入れるのが一番いいのですが、そうでなければたまに立ち上がってストレッチをするようにしましょう。

手が空いたら、きりがいいところで、昼休憩になったら、ではなく、三十分がんばったら五分やる、CD一枚分の時間作業したら十分やるとか、授業の合間の十分休憩のときとか、自分のルールを決めてしまうのです。少し歩くでもいいですし、家の中なら屈伸、第8章で紹介するストレッチもおすすめです。屈伸↓背伸び↓肩を動かすなど、自分なりのルーティンを決めてしまうとより良いでしょう。やっているうちに習慣になり、何も考えなくてもできるようになります。

④力の入れ過ぎ

座っているだけ、ただ談笑しているだけなど、特に力を入れる必要のない場面で肩や背中に必要のない力を無意識に入れている方がよくいます。コップを持つだけの時にバケツを持つ時の力加減で力を入れれば疲れるのは当然のことです。

皆さまがんばり屋さんなので、子供の頃からがんばれがんばれ全力でやれと言われ続けていて、ヨガでもやっていない限り「はい力抜いて〜」とは言われないでしょう。

朝起きて「身体が疲れたなあ」と思う方は寝ている間も無意識に力が入っています。歯ぎしりをしたり、頭痛が出たり、他の弊害が出ることもあります。寝ている間は自分の意思でどうにもなりませんので、まずは起きている間に気を付けましょう。「あ、今力が入っているな」と自覚できるのが最もいいのですが、なかなか難しいですよね。

根詰めて何かの作業をしている時は特に無意識に力を入れやすくなります。十分に一回、十秒時間を取って背もたれに身体を預け、両手をだら〜んとして脱力してみましょう。「あ、力入ってたな」と自覚できるはずです。

一日の最後のリラックスタイムに、ボーッと脱力して「何もしない」をするのもおすすめです。現代人は忙しく、何もしていない時間が少な過ぎます。のんびりしている時間もSNSを見たり、なんとなくWEB漫画を見たり、歩いてる最中すらスマホを見ている人もいるでしょう。くつろいでいるようでいて、手に何かを持って操作をしている時点で身体を使っています。

夜すべての用事を終え部屋を薄暗くしてベッドに横たわったら、スマホも見ずに全身脱力してまず五分、のんびりしてみましょう。そのまま入眠できたら、疲れも取れるはずです。

⑤使い過ぎ

本書の後半で痛みの部位ごとに詳しく解説しますが、特に関節部分の痛みは使い過ぎが原因のことが多いです。しかし使い過ぎと一口に言っても仕事に必要な動作であったり、毎日の生活でなくてはならない動作だったりするでしょう。痛みがひどいときは安静にする、接骨院でテーピングを施してもらう、症状に合ったサポーターをするなどの他、後半の章で部位別に痛みを軽減する方法も記載していますので、参考にしてみてください。

⑥筋力低下

筋力低下は加齢により誰にでも起こります。人間の筋肉量のピークは二十五歳で、運動をしていなければ年に一パーセント筋肉が減るそうです。ただ生きているだけで筋肉量は十年で十パーセント、二十年で二十パーセント、と落ちていくのです。

そして六十歳頃を境に筋肉をつけにくくなるといわれています。しかし世の中の六十歳以上は全員ヨボヨボかというとそうではありませんよね。八十歳近くになってもハイキングに夢中になっている方もいれば、六十歳過ぎくらいでもちょっと買い物に出かけるのもしんどい方もいるでしょう。

高齢者の姿はこれまでの人生の結果発表です。人間には個人差がありますが、その個人差がさらに大きくなるのが高齢者なのです。六十歳を過ぎると新たに筋肉をつけることは難しくとも、今ある筋肉をなるべく落とさない努力はできます。

あなたが六十歳以下なら今日からなるべく筋肉をつけましょう。別に今日からフィットネスジムに入会してね、という話ではありません。駅ではエスカレーターを使わず階段で上がる。帰り道に少し遠回りをして散歩しながら帰る。フィットネス動画を見て十分だけ自宅筋トレをしてみるのでもいいでしょう。ほんの少しの努力の積み重ねで、未来の自分が元気に動ける時間を増やせます。

もしあなたが六十歳以上なら、筋肉をつけるためにがんばるよりは、ストレッチを心がけて柔軟性を保ち、日常的になるべく歩き、第3章を参考にケガ予防をがんばりましょう。

コラム

患者さまの職業について

鍼灸院では、患者さまの職業を聞くことがあります。それは詮索をしたいわけではなく、職業特有の痛めやすい部位があり、治療上のヒントになることがあるからです。

例えば、事務員さんならデスクワークで首から肩が痛くなりやすい。美容師さんなら手首を、警備員さんなら脚を痛めやすい。警察官の方なら重たい警棒と拳銃が左右の腰につくので腰の下側から股関節にかけて痛くなりやすい。介護士さんは中腰が多く人を支えるので腰を痛めやすいなどなど。「○○寿司□□支店のキッチンスタッフさんはなんかみんな右の背中を痛めるんだよね、食洗機がちょっとかがまなきゃいけないところにあるらしいよ」みたいな時もあります。

私たちは厳格な守秘義務がありますので許可なく他言することはありませんし、言いたくない場合は言わなくても結構です。事務系・接客系・立ち仕事・調理系など、ぼんやりヒントをくれるだけでも充分です。しかし、プライベートの時は仕事の話をしたくない、ということもあるでしょう。もちろん全くノーコメントでも大丈夫ですよ！

第2章

姿勢について

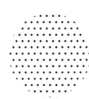

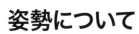

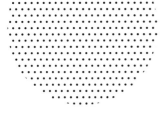

悪い姿勢は万病のもとで、肩こり腰痛はもちろん、膝が上がりにくくなるので転倒しやすくもなりますし、前傾姿勢を続けると肋間筋という肋骨の間にある筋肉が硬くなり、肋間神経痛になることもあります。とはいえ姿勢に気を付けましょうと言われても、なかなか難しいかと思います。この章では、何をどのようにすれば良いのかという具体的な対策を詳しく解説します。

猫背は衰えのもと

おせち料理のエビは背中が曲がるほど長生きしてほしい、という意味合いだそうです。そのくらい日本人には「年を取っておじいちゃんおばあちゃんになったら背中が丸くなってくるもの」というイメージがありますが、実は高齢になったから自然に丸くなるわけではありません。六十歳過ぎなのにすでに腰が曲がっている人もいれば、八十歳を超えても若々しくまっすぐな姿勢をキープしている方もいると思いませんか？

人間の頭は五〜七キロ、ボーリングの球くらいの重さがあるといわれています。若いうちは筋力があるので重い頭を含む上半身を支えていられますが、人は年齢が上がるにつれて少しずつ筋肉が落ちていきます。高齢になり腹筋背筋が衰えて姿勢を維持するのが難しくなってくると、上半身の重さに負けて腰や背中が曲がっていきます。姿勢はまっすぐの状態であれば保持するのは簡単なのですが、少しでも曲がってしまうと保持するのがつらくなり、つらいから曲げて、曲がったからもっとつらくなり……と、どんどん曲がっていってしまいます。しかし姿勢が悪くなり始める一番初め（猫背）の時点で対処できれば、エビのように背中が曲がってしまうのをある程度予防できるのです。

胸部と背上部は肋骨《ろっこつ》という樽《たる》型の骨組みがあるので、前後左右に曲げにくい構造になっています。そのため猫背の影響を大きく受けるのは腰部分です。身体を首から腰まで貫く背骨は、**椎骨といわれる硬い骨の間に椎間板《ついかんばん》という軟骨が挟まって**できています。だるま落としの間にゴムパッキンが入っているイメージです。

若い方でも「楽だから」と言って腰を丸めた姿勢でいる方がよくいます。なぜ楽だと感じるかというと、丸まっている状態でいると**腹筋背筋を使わないから**です。

腹筋背筋が楽をしているその負担は、椎間板に行きます。腰は前屈・後屈・側屈ができるように腰の骨（腰椎《ようつい》）だけが支柱になっています（例えば胸部なら肋骨、背部なら肩甲骨が一緒に支えています）。

腰椎と腹筋背筋だけで上半身の全体重を支えているので、腹筋背筋が弱ると背骨に負担がかかります。しかし、腰椎は硬い骨なのでやわらかい椎間板に負担がかかり、すり減ってしまうのです。姿勢が悪く前に曲がった状態でいると、ゴムパッキン部分がお腹側から斜めにすり減っていきます。そうするともう姿勢をまっすぐにすることができなくなります。

姿勢は誰もが気になるもので、誰もが美しい姿勢にした

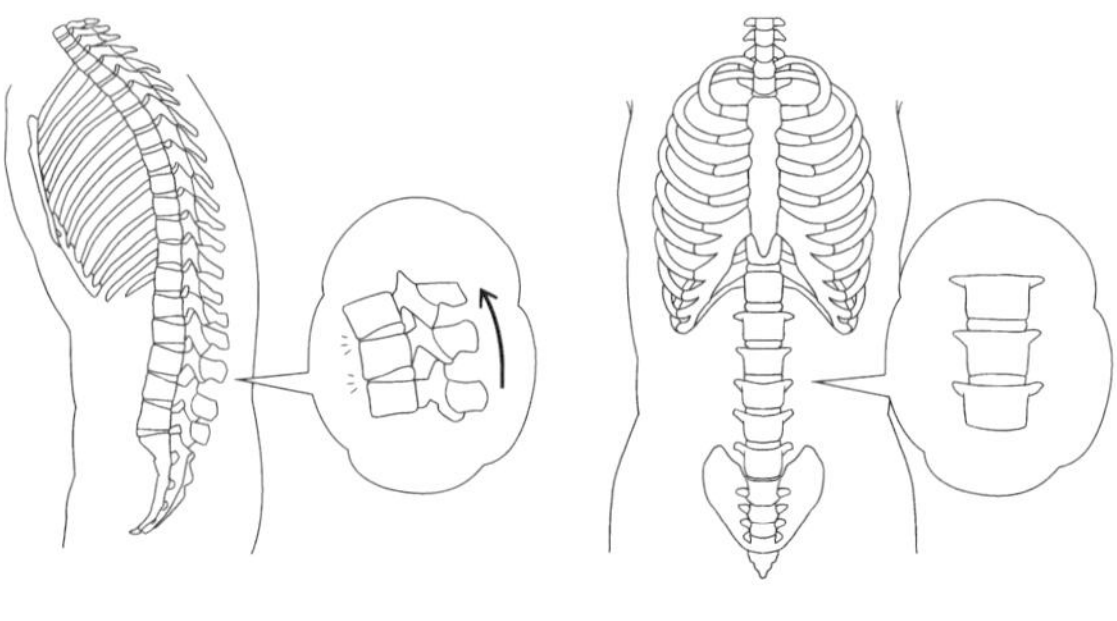

いと思っているはずです。しかしなかなか改善しないのはなぜか知っていますか？　それは**自分でチェックするのが難しいから**です。

鏡を見るときには「キメ顔」をするから、誰かに不意に写真を撮られた時の顔が自分の本当の顔といわれます。姿勢も同じで姿見やショーウインドウに映った姿を自分で見るとき、意識して写真に写ったときも「キメ姿勢」をしてしまうので、普段の姿勢は自分ではわかりません。他の人に「あなた姿勢が悪いわね」と言われても、自覚がないから「そうかなあ」で終わってしまう。自分の姿勢を自覚するのって案外難しいものです。

直立したときの正しい重心は、横から見たときに耳・肩の真ん中・腰の中央・くるぶしが一直線になっている状態といわれています。実際やってみると後ろにそっくり返ってしまうかもと思うくらい、後ろに重心がかかっていると思うはずです。そのくらい現代人は前重心で暮らしています。少

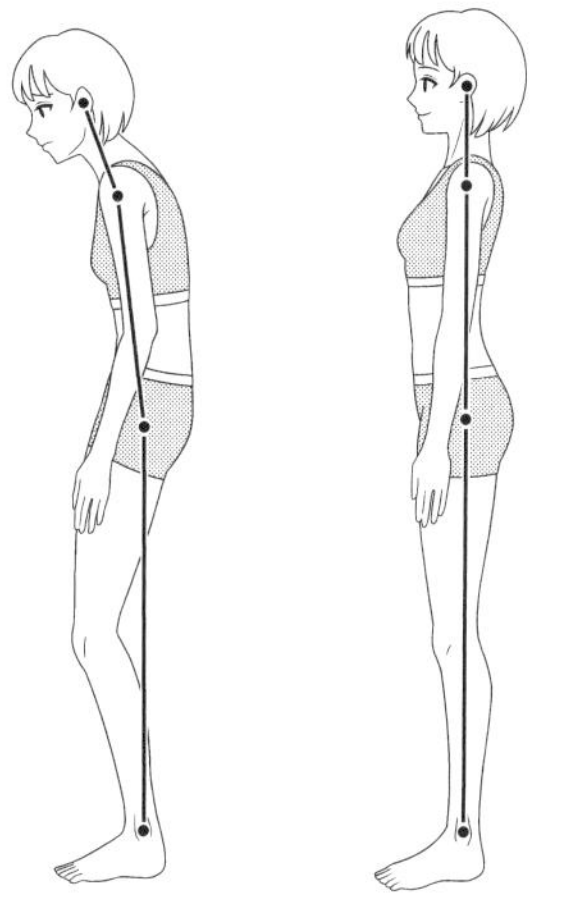

悪い姿勢　　正しい姿勢

し猫背でいることが標準状態になっているので、背中も腰も丸まった状態、そのままだと前を見られないので顎を突き出して顔を前に上げた状態になる。巻き肩になる。そのため、首や肩が痛くなります。

　姿勢を正すには誰かが横で見てくれているといいのですが、お互い姿勢の悪さを指摘し合うのは難しいので、**立ち姿勢のときに腰を少し前に押し出す**ようにしてみましょう。人間の腰椎（背骨の腰部分）は生まれつき前弯していますが、この前弯は猫背状態だと逆向きに丸くなってしまいます。腰を前に出すようにすると人間の構造上猫背になることができません。自然と背筋を伸ばし、胸を張った姿勢になるはずです。毎日ずっとその姿勢をすると疲れてしまうので、通勤通学途中の電車の中、待ち合わせのとき、食品がレンジで温まるのを待つ間、歯磨きをしているときなど、日常のちょっとした隙間時間で試してみてください。続けるうちに習慣ができてきます。

【対策】

●猫背予防のストレッチ

バスタオルをくるくる丸めて円筒を作り、首の付け根の後ろの出っ張った骨（隆椎《りゅうつい》）

のあたりから縦に背骨に当たるように仰向けに寝ましょう。ストレッチポールを持っている方はそれでも大丈夫です。長いストレッチポールの場合はお尻が乗るように座り、ゆっくり仰向けに寝ます。左右の肩を床につけるイメージで胸を開き、力を抜いて五〜十分のんびりしましょう。じわーっと背骨が伸びる感覚を感じるはずです（瞑想《めいそう》をする、フェイスパックをするなどの毎日のリラックス習慣がある方は、一緒にしてしまうといいでしょう）。

ただしここで注意が二点。長くても十五分以内にやめましょう。あまり長時間だと腰を痛める可能性があります。また、うっかりそのまま眠ってしまわないようにしましょう。寝返りを打ってしまいバスタオルが変な位置に挟まって逆に予期せぬところが痛くなる可能性があります。

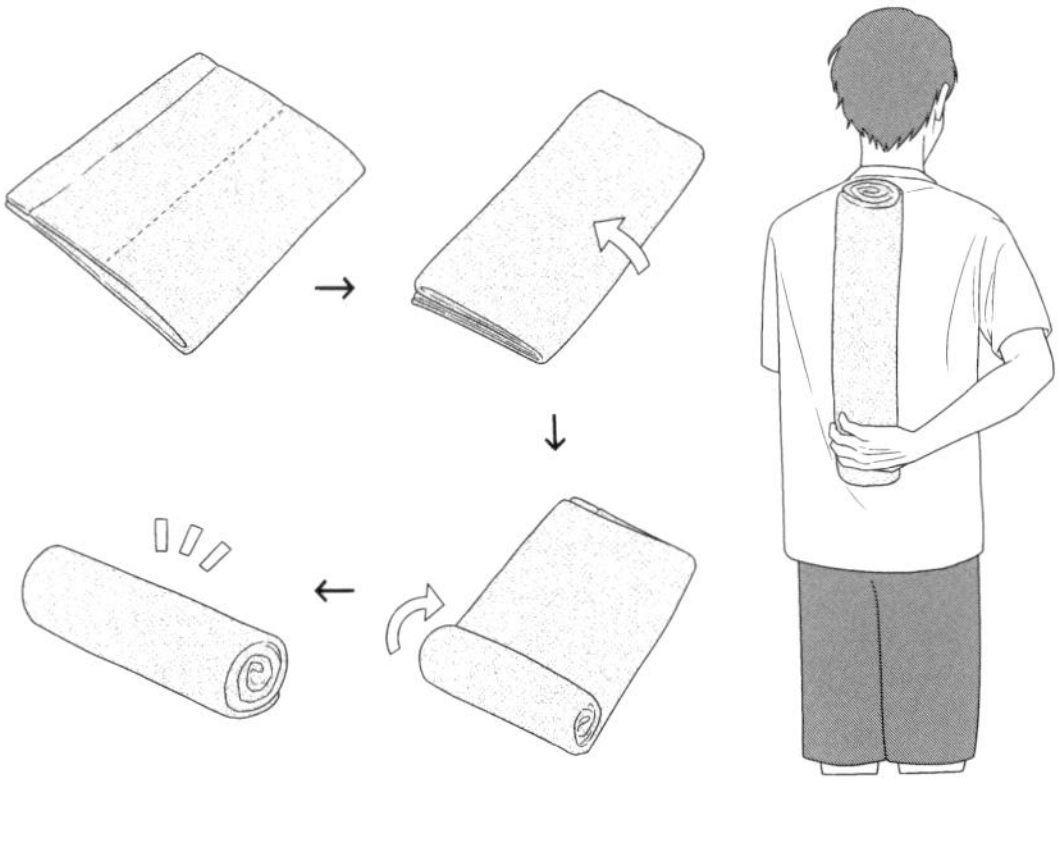

自分ではわからない、左右のゆがみ

かつて証明写真とは、写真館で撮ってもらうものでした。写真屋さんのおじさんに「右肩上がってるから下げて！　もっと下げて！　ハイ撮るよ！」と言われて「こんな曲がって撮って大丈夫なのかな」と思っていたのに、出来上がった写真を見たらきれいにまっすぐになっていた、なんて経験がある方も多いと思います。

人間は左右対称な構造になっていますが、全く左右対称に使っている人はおそらくいません。斜めがけのカバンをどちらにかけるのか、手持ちのカバンをどちらに持つのか、頬杖をどちらの手でつくのか、休めの姿勢でどちらの脚に重心をかけるのか、ちょっとの癖の積み重ねで姿勢がゆがんでいきます。

例えば重たいトートバッグを長時間左肩にかけるとします。左肩が下がり、バランスを取るために左の骨盤が上がります。またバランスを取るために右の膝を曲げ気味にする、もしくは外側に開く癖ができるはずです。そうやって全身のバランスがゆがんでいきます。

椅子に座って脚を組んだ時、左右どちらかやりやすいほうがあると思います。脚を組む姿勢自体が骨盤がゆがむので日常的にはやらないでもらいたいのですが、どちらかやりやすいほうの脚がある、もしくは脚を組んでいないとそもそも座った姿勢を維持しづらい方はもうすでにバランスが崩れています。

解消法としては、まずはなるべく左右バランス良く身体を使うことです。

- **肩かけカバンは左右交互にかける（リュックだとなおいいです）**
- **横座りをしない**
- **頬杖を片方だけしないなど……**

絶対にしないでくださいというわけではないですが、少し気を付けるだけで左右のゆがみを防止することができます。ちなみに高鉄棒を見かけたらぶら下がってみるのもおすすめですよ！

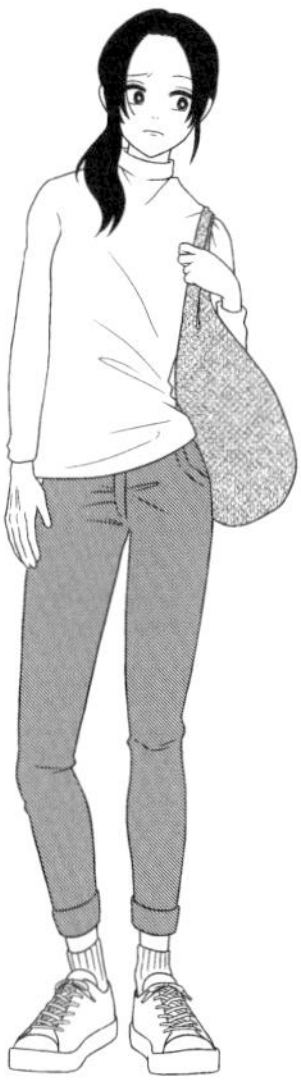

コラム

普段とってもやりがちな、良くない姿勢

❶座っているときも猫背

前述した通り、何はともあれ、猫背が最も良くありません。

特に目が悪いわけでもないのに背中を丸めて座っている方は、年齢・状況を問わず、とっても多いです。そもそも授業中やデスクワーク、テレビや映画、ゲームなど、何かに熱中していると前のめりになってしまうのは、自然なことです。猫背にならないように気を付けるというのはなかなか難しいでしょう。

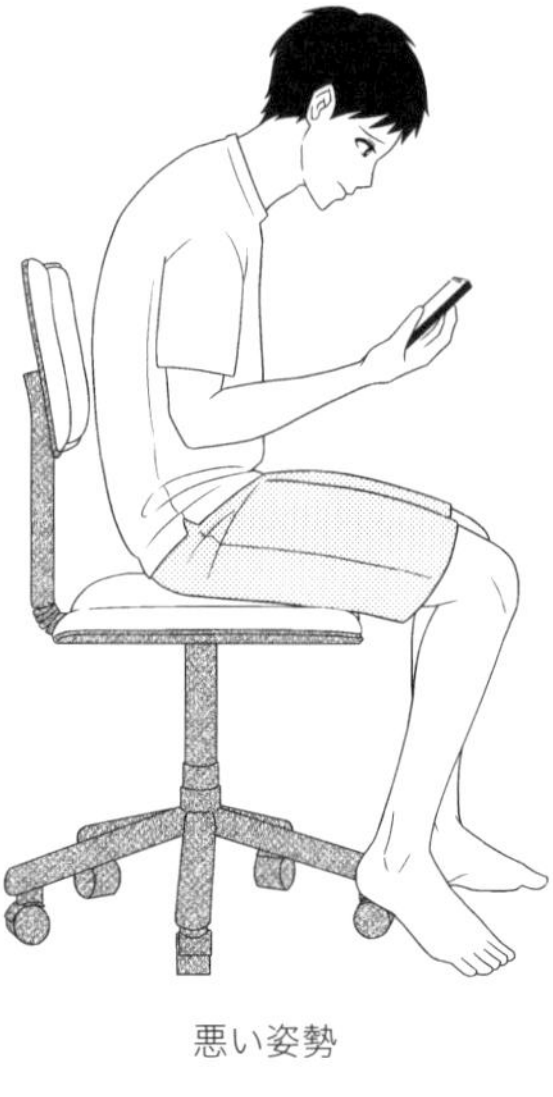

悪い姿勢

立ち姿勢とも共通ですが、腰を前に出すと人間の構造上猫背になりづらいので、椅子に深く座って背もたれを腰に押し付けるようにすると自然と比較的いい姿勢が作れます。

授業中や仕事中は無理ですが、自宅でソファに座ってくつろぐ場合は、いっそ後ろにもたれてしまうと猫背になりにくくなります。長時間何かをすることが決まっているときは前傾姿勢を作りづらくしておくと、肩こり・腰痛の予防に効果的です。

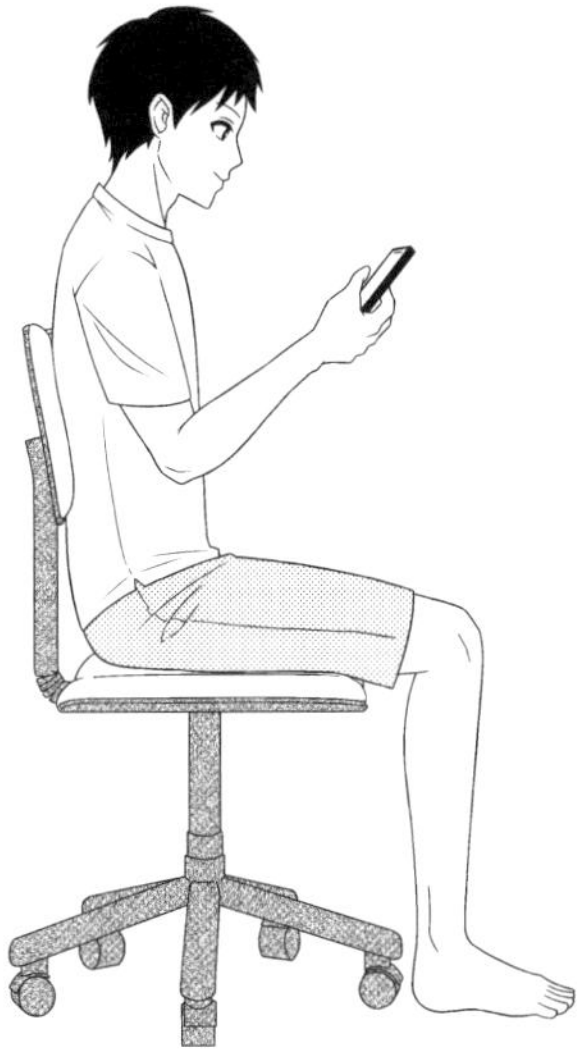

正しい姿勢

❷腰の後ろに空間ができる

ソファなどでくつろいでいるときになりがちなのですが、背中と背もたれの間に空間ができるように座ると、腰にとても負担がかかります。L字型のところに斜めに板を立てかけて、踏んだら折れるのと同じです。腰を背もたれにつけるようにしてもらうと良いのですが、それだとくつろげない場合は、クッションなどを空間部分に埋めるようにして座りましょう。

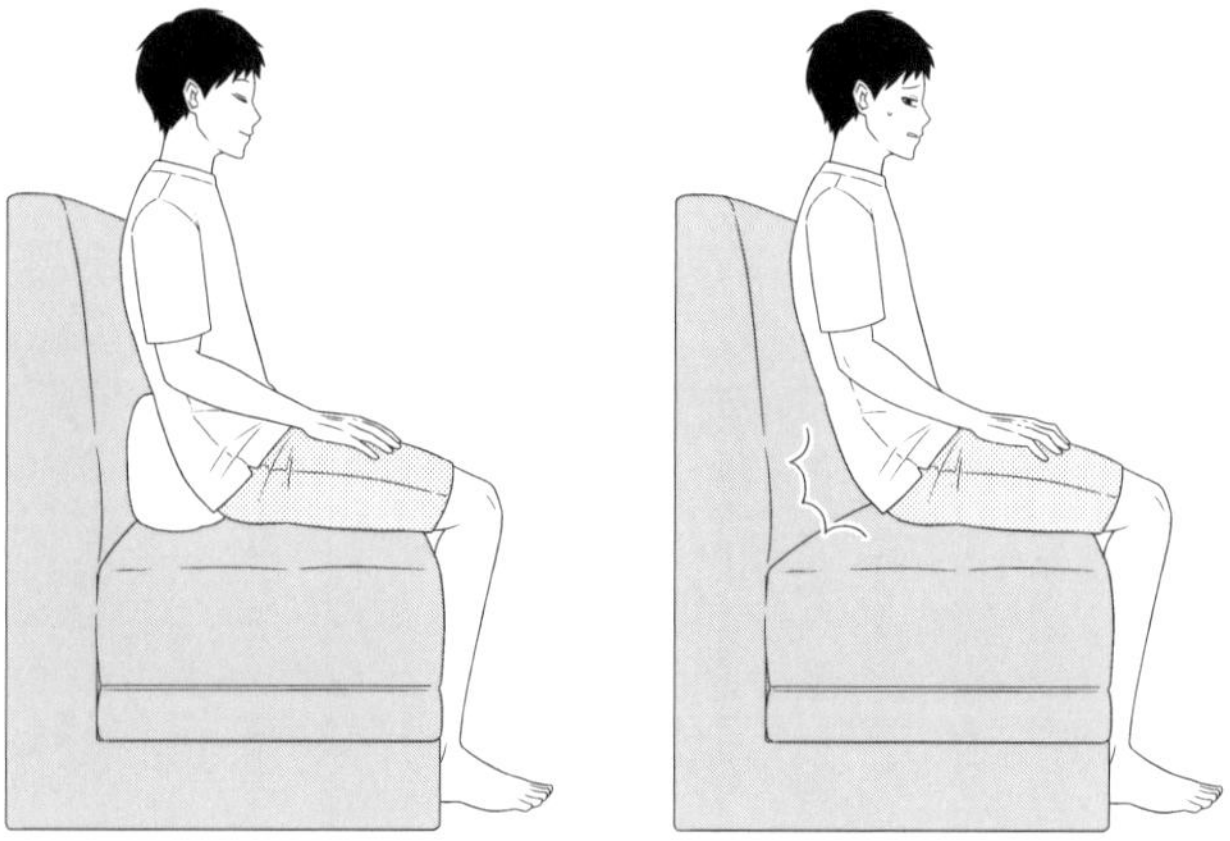

❸ダーウィンの進化論？・立ち上がる時

　もう一つ注意をしたいのが、椅子から立ち上がる時です。

　ちょっとした癖なので自覚がある方は少ないのですが、椅子から立ち上がって中腰のまま歩き出し、ダーウィンの進化論のように歩きながら直立する癖がある方は、真面目なせっかちさんを中心にとっても多いです。

　腰が曲がった状態で立ち上がり、そのまま歩き出すときちんと背中が伸びづらく、自然に脚が上がらない、歩きづらい状態になります。腰が曲がった姿勢になる原因の最たるものですので、**椅子から立ち上がったときに、一度直立の姿勢を取ってから歩き出しましょう。**

一回二秒でこれからの人生が変わります。

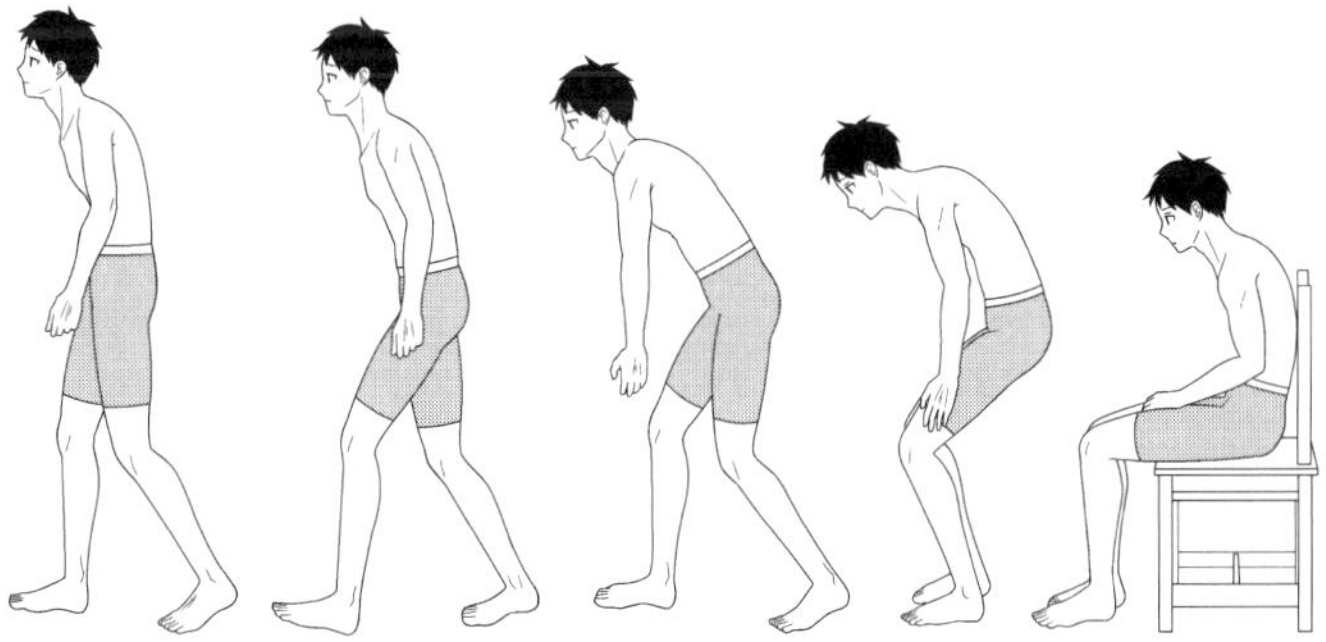

❹うつ伏せで頭だけ上げる

くつろぎタイムにベッドにうつぶせになってゲームをしたり、漫画を読んだりするのが至福の時間なのはわかります。

しかし筋肉に力を入れた状態で反らせると背中から腰にとても負担がかかります（身体を起こしている時点で筋肉に力が入っています）。対策としては座ってくださいという身も蓋もない話ですが、どうしても寝転びたい場合は仰向けになって腰の下に薄い当て物をすると身体の負担が少なくなります。

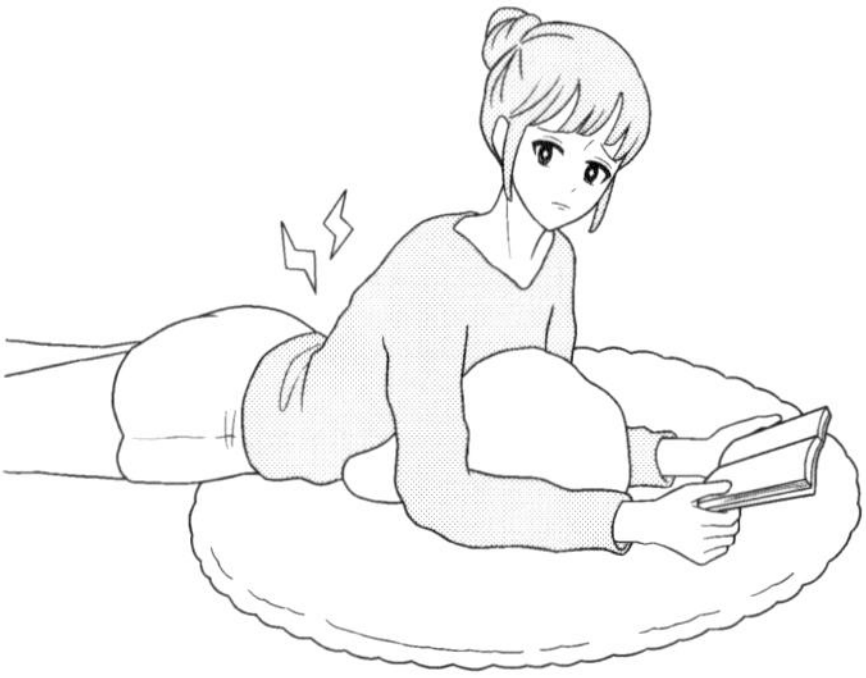

第3章

ケガの予防・日常の中に潜む危険

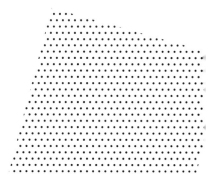

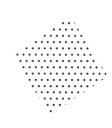

大人になると、「サッカーをしていてタックルを食らって打撲《だぼく》」とか「バク天に失敗して肩から落ちて脱臼《だっきゅう》」ということはあまり起きません。年齢が上がってからの突然の痛みは、日常のちょっとしたことが原因で出現するケースがほとんどです。そしてある程度予防ができます。この章では、日常に潜む危険と、思わぬ事故によるケガをどうすれば防止できるのかを解説します。

つまづき

最近つまづきやすくなったなと思いませんか？　つまづくときは駐車場の輪留めにうっかり引っかかってしまったというようなイメージがあると思いますが、実際の転倒はもっと身近なところで起こります。タイルの目地、畳の縁《ふち》、カーペットのへり、ふすまや障子のしきい、マンホールの蓋などなど、普段取り立てて意識しない、一センチにも満たないごくわずかの段差です。そんなわずかな段差で転倒する理由は、大きく二つに分かれます。

①猫背になってしまうこと

第2章「猫背は衰えのもと」で触れましたが、猫背になると膝を上げにくくなるうえに、うつむきがちで視野が狭くなるので自然とつまづきやすくなります。また大股で歩くと自然とつま先が上がりかかとから着地しますが、小股でちょこちょこ歩くと足裏全体で着地するため、つま先が上がりづらくなります。すり足状態になるわけです。つま先が上がっていないとほんのちょっとの段差でも引っかかって転倒します。常日頃から背筋を伸ばし、きれいな姿勢を意識して大股で歩くことが重要です。

②筋肉の衰えや疲労

太ももの前の筋肉・大腿四頭筋《だいたいしとうきん》が膝を持ち上げ、むこうずねの筋肉・前脛骨筋《ぜんけいこつきん》がつま先を持ち上げる動作をしています。そして前脛骨筋は身体が前に倒れないように踏ん張る筋肉でもあります。猫背で前傾姿勢になって歩くと、加重が前にかかったときに過剰に負荷がかかる筋肉なのです。そのため、猫背の方は前脛骨筋が疲れてしまって充分働かず、つま先が上がりにくくなり、ちょっとの段差でつまづいてしまうのです。

前脛骨筋は膝から下の脛骨《けいこつ》という骨と腓骨《ひこつ》という骨の間にあります。鶏の手羽先の間にあるお肉のイメージです。そのためストレッチで伸ばしにくく、しかしながら歩いているときにつま先を上げるとき、車の運転中にペダルを解放するときに使うなど出番が多いため、不調が出やすい筋肉です。

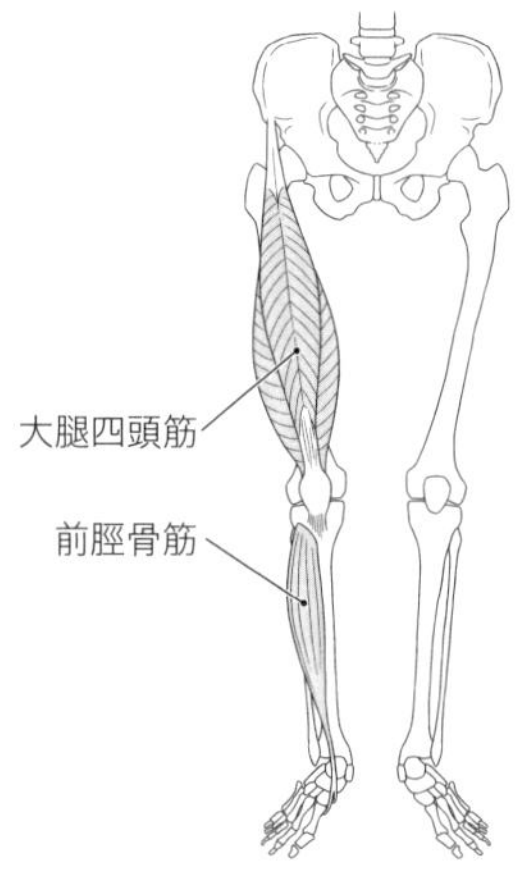

筋肉は衰えさせないことが大事です。七十代からがんばれることはあまり多くありません。四十~五十代の若いうちから膝を上げることを意識して大股で歩きましょう。小股でちょこちょこペンギンのように歩く方は特に要注意です。靴底のつま先ばかりがよくすり減る方、ザッザッと靴と地面のこすれる音がよくする方は膝やつま先が上

がっていません。小股でちょこちょこ歩くよりも、大股でゆったり歩いたほうが、実は目的地に早く着きます。今日から大股で、前後に大きく手を振って歩く癖をつけましょう。

転落

転落というと高いところから落ちるというイメージがあるかもしれません。しかし脚立の一番上に立つとか、塀や木に登る、屋根の上で作業するなど、誰でも「危険かも」と思うことは専門家に頼もうとするので、まず自分ではやらないはずです。実際の転落はもっと身近なところに潜んでいます。

階段がもう終わりだと誤認して一段踏み外す、脚立の下から一～二段のところから落ちる、ちょっと取るだけだからと回る椅子の上に乗ったら回ってしまい振り落とされてしまった、押し入れの天袋から冬服を取ろうとして積み上げた雑誌の上に乗ったら崩れてしまった……など、日常のほんのちょっとの油断から発生するのです。猫だったら多少の落下は平気でしょうが、人間の膝や手首・足首の関節は私たちが思っているより遥かにもろい構造になっています。「まあこのくらいならできるかな」を疑いましょう。

普段しないこと、久々にすることはより慎重に

- 普段運動していないのに、子供の運動会でいいところを見せようと、保護者リレーで張り切り過ぎて転倒
- 子育てが終わって時間が取れるようになったから、若かりし頃に夢中になった登山に再挑戦しようと思ったら、意外と大変で下山中に捻挫
- 庭の木を自分で切ってみようと思い立ち、ホームセンターで買ってきたノコギリでギコギコしていたら手首を痛めてしまった
- 数年ぶりにジムに入会して、かつては余裕だった六十キロのバーベルを担いだら腰に激痛が走った

すべて実際にあった症例です。残念ながら私たちの身体能力は年々衰え、昔できたことが今もできるとは限りません。ふと思い立って運動を始めるのはとてもいいことですが、かつてできたのと同じことやその少し手前から始めるのではなく、初心者程度から再開して徐々に強度を上げていきましょう。ジョギングなら早歩きから、登山ならハイキングから、水泳なら水中ウォーキングから。すぐに身体がやり方を思い出し、かつての輝きを取り戻せるはずです。

コラム

痛みは最終警告

身体の痛みはいわば最終警告です。痛くなったら手入れに行くわ、と言う方がよくいます。しかし痛くなるまで放っておくと、治療がすんなりいかないことが多いです。膝が痛くて痛くて足をつくこともできない、という症状で受診する場合、もっと手前にサインがあったはずです。例えば、

・膝が曲がりにくい
・足をついたら膝からコキっと音がした
・膝関節の中がかゆい感じがする（かゆみは痛覚神経が弱く刺激されて起こるので痛みが出る前段階です）

これらの前兆の段階なら数回の来院で良くなった可能性があるのに、痛みが出るまで様子を見てしまう方の何と多いことか。

忙しい現代にがんばって生きる人たちは肩・腰・脚等どこか痛い方がほとんどです。早い人は中学生くらいから腰痛があったりして、自分の「正常な状態」を知らないこともあります。また、他人と自分の痛みを比べることはできません。そのため、多くの人が痛くなる前の状態を軽く見ています。痛い思いをする「あなた」がかわいそうです。ぜひ痛いと思う前にご相談ください。

第4章

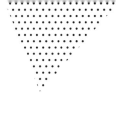

痛くなる部位別、
痛みの原因と対処

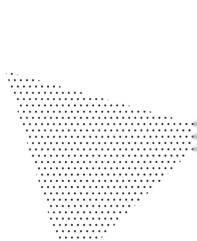

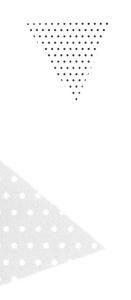

私の治療院に来る方と訪問治療で伺う方を合わせると、腰が痛い方が六割、肩が痛い方が三割、膝が痛い方が二割、肘・足首などその他が一割くらいです。十割超えたじゃないかと思うでしょうが、肩も腰もという方がいるからです。

ここからは身体に痛みが出る原因を部位別に、そもそもどうして痛みが出るのか、ということを解説していきます。

肩こり・首の後ろの痛み

肩の痛み、だるさ、重さ、硬さを総称して肩こりと表記します。慢性的なもの、デスクワークやパソコン作業のやり過ぎが原因のものに限ります。ズキズキ感を感じるものは何か別の疾患が隠れているかもしれませんし、左肩のみに放散する痛みを感じる場合は心筋梗塞《しんきんこうそく》の症状の可能性もありますのでお医者さんに相談しましょう。首肩まわりの筋肉の硬さが原因の痛み、だるさだけが対象です。

肩こりも四十肩も俗称で正しくは頸肩腕痛《けいけんわんつう》、もしくは肩関節周囲炎といいます。肩関節というと、身体に腕の骨が嵌《は》まっている部分のことを指しますが、肩の痛みを訴える方は首の付け根から背中の上側、肩関節までの大きなエリアを指すことがほとんどです。そのため本項では、両方含めて説明します。

肩関節は茶碗にボールが入っているような、ボールジョイントの形をしています。もちろん骨が嵌まっただけだと簡単に外れてしまうので、多くの筋肉や靭帯《じんたい》で支えられています。そのためちょっとしたことで不調が出やすいのです。

肩こりの原因の多くは

①同じ姿勢を続けるため血流が滞ってしまう
②特定の範囲内でしか肩関節を動かさない
③身体に力を入れて筋肉が固まってしまう

の三つです。

それぞれ詳しく解説していきます。

①同じ姿勢を続けるため血流が滞ってしまう

肩関節は背中側の一部を除き、いろんな角度に自由に動きます。ところが、不得意な角度もあります。

パソコンで作業しているときの姿勢、美容師さんや理容師さんのハサミを持った仕事中の姿勢、学校の先生が黒板にチョークで書いているとき、キッチンで食材を切っているときなど、肩の関節と手首の関節の高さがほぼ同じの「中間位《ちゅうかんい》」という姿勢が最も肩に負担がかかります。両手を前に出して「前にならえ」の姿勢と、「気を付け」の姿勢をやってみてください。「前にならえ」のほうが肩に負担がかかるのがわかると思います。

現代を懸命に生きる皆さまは仕事でも家事でも特定の姿勢を長時間続けることが多くあります。こまめに休憩を取って、ストレッチをしたり、肩の関節を動かしたりすることが大切です。また、デスクワークが肩こりの原因の場合、ポジションを変えることが大変有効です。肩と手首の高さの差が大きいほど肩の負担が下がるので、机の高さを下げる、もしくは椅子の高さを上げると肩の負担を軽減できます。机や椅子を変えられない場合は、椅子の上に分厚いクッションを置くといいでしょう。

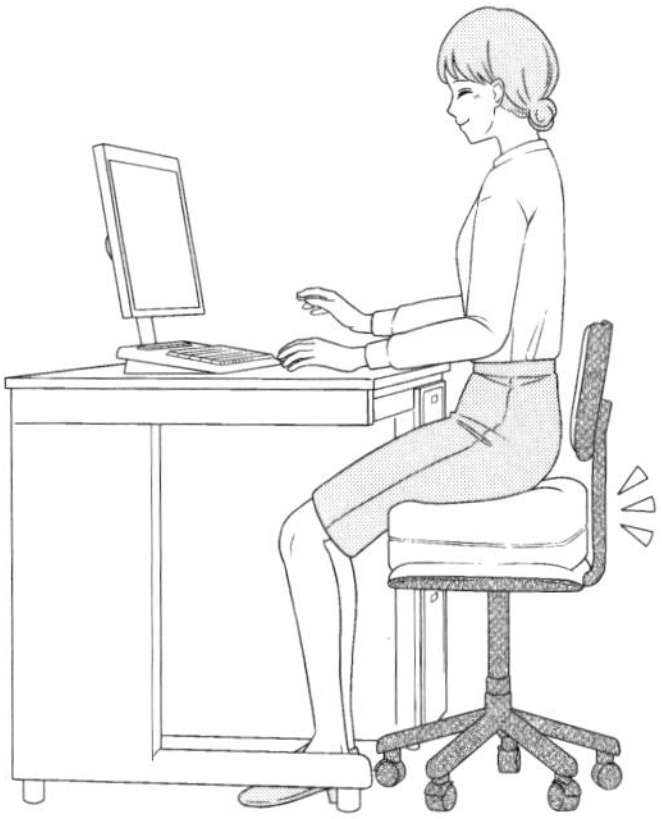

肩に負担が少ない姿勢の例

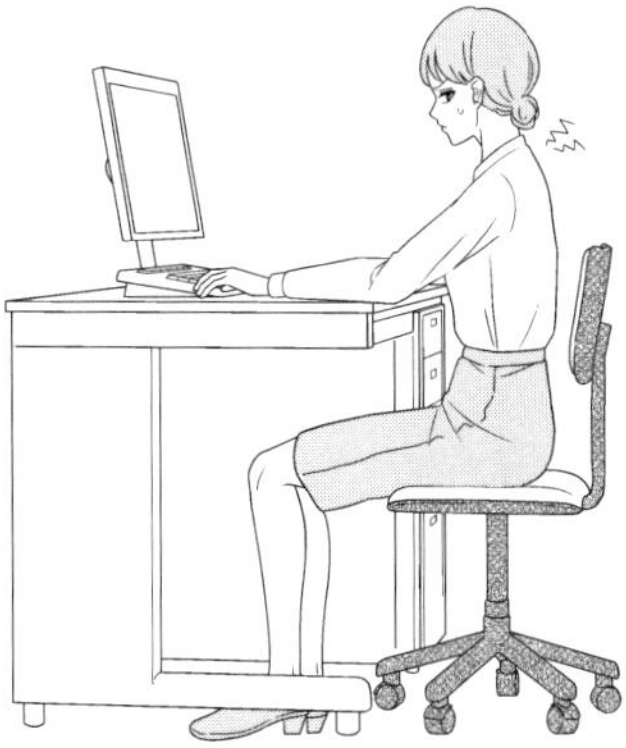

肩に負担がかかる姿勢の例

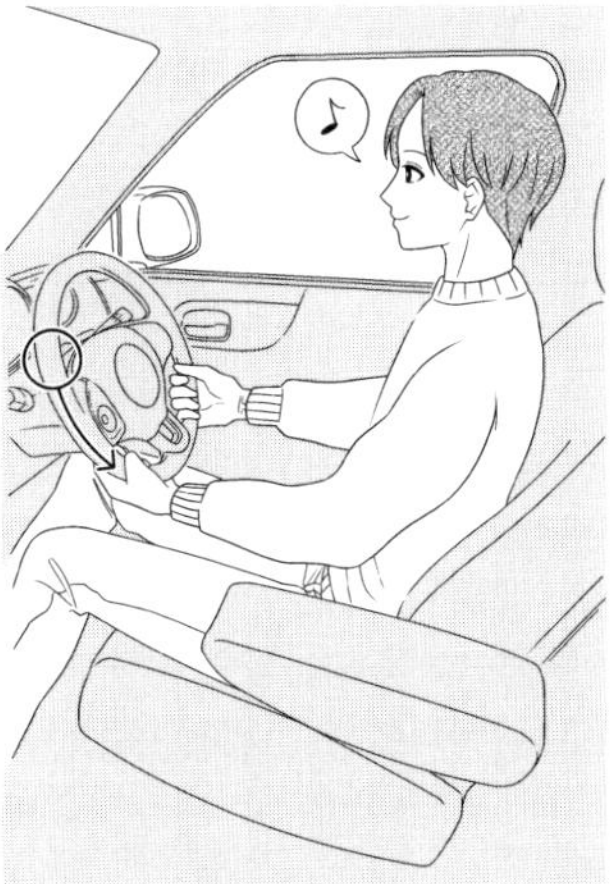

工夫した持ち方

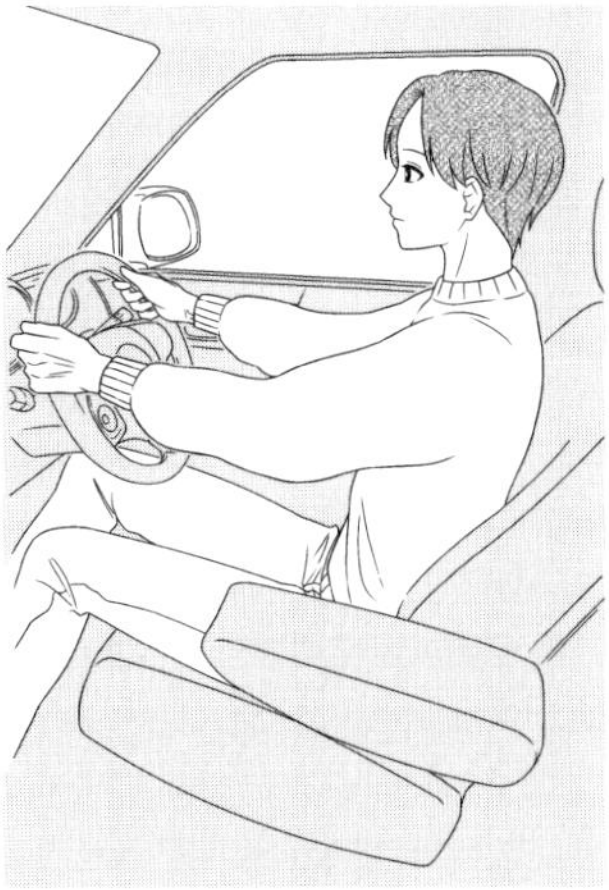

普段の持ち方

姿勢を工夫することも有効です。例えば車の運転の場合、車のハンドルを持つには、教習場では二時と十時の位置で持ちましょうと習いますが、高速道路上などハンドル操作が少ない場合は、逆手で下の位置で持つと楽になります。

つらいなあと思う普段の姿勢を一工夫するだけで、大きく負担を減らすことができます。

②特定の範囲内でしか肩関節を動かさない

肩関節の前の可動域は腕を真上にあげるところまで、後ろは気を付けの姿勢から、後ろに五十度まで動きます。横は気を付けの姿勢から肩の横を通ってバンザイの姿勢まで、百八十度です。あなたは最近全可動域使っていましたか？　肩より上に腕を上げるのは押入れの上の天袋から冬服を出すときとか、冷蔵庫の一番上からバターを取るときとか、ごく限られた状況ではありませんか？

首肩まわりは特に、意識して動かさないと動かない関節です。肩こりを防ぐために、できれば毎日ストレッチをしていただきたいです。

③身体に力を入れて筋肉が固まってしまう

デスクワーク、授業中、運転中など、特に何かに集中しているときは、無意識に首肩まわりにがっちり力を入れてしまうことが多いです。

・事務作業をしているとき、肩に力を入れて首をすくめるようにしていませんか
・車や自転車を運転しているときに、首や腕に変な力が入っていませんか
・お料理中に包丁で切ったり菜箸でフライパンをかき混ぜたりした後「あー疲れた」と首を回していませんか

集中しているとついつい力が入ってしまうので、作業中にたまに力が入っていないかな？　と意識してみる習慣をつけましょう。

頭痛

・今まで感じたことのない激烈な痛みやハンマーで殴られたような痛みが突然出現した
・痛過ぎで立ち上がれない・吐いてしまうほどの痛み
・まっすぐ歩いているつもりなのにまっすぐ歩けていない
・強い頭痛が出現するとともに、しびれが出た
・事故や転倒で頭を打ってから数日以内に頭痛が出た

これらは脳梗塞や脳内出血が疑われる代表的な症状です。

頭痛の怖いところは、脳の収まっている頭のことですので、命に係わる重篤《じゅうとく》な疾患がある可能性もあるということです。しかし、発熱や疲れ・二日酔い・肩こりなどでも出現する「ありふれた」症状なので、異常を見過ごされがちです。

前記のような症状が現れたら、ためらわずにすぐ救急車を呼んでください。

頭痛には大きく分けて筋緊張性頭痛と片頭痛（偏頭痛）がありますが、この項目では筋緊張性頭痛、病気が原因ではないありふれたほうの頭痛の解説をします。

筋緊張性頭痛は、後頭部から首の後ろ、肩にかけての筋肉の緊張が原因で起こります。肩こりや首のこりなどと併発する頭をギューッと締め付けるような頭痛、慢性的な頭痛、休息や入浴で減弱する頭痛です。

首まわりの筋肉はほとんど首から肩（もしくは胸部）にまたがって付着しています。そのため首だけこることはほとんどないので首肩のこりがある方はかなりの確率で筋緊張性頭痛を併発しています。私は肩こりを訴える患者さまには必ず頭痛があるか確認します。

よく片頭痛（偏頭痛）持ちという人がいますが、筋緊張性頭痛と混同している方がとっても多いので、表にまとめます。本人が片頭痛として認識していても、筋緊張性頭痛だった場合は多くあります。片頭痛だった場合は痛くなったほうの頭を保冷剤などで冷やすと効果的です。筋緊張性頭痛の場合は、肩こりを解消すると多くの場合消えます。痛み止めより先に首肩まわりのストレッチをしてみましょう。

	筋緊張性頭痛	片頭痛（偏頭痛）
主な原因	肩こり・首のこりが原因で主に頸動脈の血流が阻害されて起こる	頭に行く血液が増え過ぎたために起きる
		ストレス・気圧・ホルモンバランスの変動による身体の調節機構の乱れによって起こるといわれている
痛い箇所	頭の後ろ側、もしくは全体に起こる	頭のどちらか一方だけに起こる（そのため片頭痛といわれる）
痛みの感じ方	ギューッと締め付けるような痛み	ズキズキ拍動するような痛みがある　ひどい人だと生活に支障が出る場合も
マッサージ	マッサージを受ける、入浴をするなどで減弱する	マッサージを受けると増悪する
痛さの波	減弱したり、まぎれたりはするが基本的には痛くなりっぱなし	現れたり、消えたりする
併発症状	吐き気、めまい、なんだかわからない気持ち悪さなどを併発することもある	目の前が暗くなったり、目の中に星がちらつくように見えたりすることがある

目の疲れ・かすみ目

勉強や仕事などによる目の使い過ぎによる疲れが対象です。視界が白く曇って見える、視野の中に見えない部分がある、目の奥に拍動を感じる、そもそも痛みやかゆみがある場合はすぐ眼科へ！

目は左右に二つありますし、脳の構造上片方に異常があってももう片方で補ってしまうそうです。目がかゆいなあと片方をこすったら、逆側が全然見えなくて慌てて眼科に駆け込んだ例もあるんだとか。片目ずつ手で隠してみて、異常が無いかを確認することを毎日の習慣にしましょう。

目の疲れ・かすみ目は、肩こりや筋緊張性頭痛と併発することがよくあります。多くは目の使い過ぎや首肩まわりの筋肉の過緊張による血行不良が原因です。肩まわりの筋肉をほぐすほか、ホットタオルで目の周りを温めると血管が拡張して血流が確保できるため、つらい症状の緩和に役立ちます。

【対策】

目の周りには特に効果的なツボがたくさんあるので紹介します。

【首の後ろの中央部分を上っていって、頭蓋骨の下縁を左右に筋肉（僧帽筋）を乗り越えてすぐのところにある凹み（天柱《てんちゅう》）】

指でもいいし、家にあればゴルフボールやすりこぎの尻側でもＯＫ。逆側の目に向かって気持ちいいと思うくらいの強さで押します。

目の項目なのに突然首の後ろが出てきたのでびっくりしたかと思いますが、この天柱は鍼灸治療でとてもよく使われる目の疲れに特によく効くツボ（特効穴《とっこうけつ》）です。

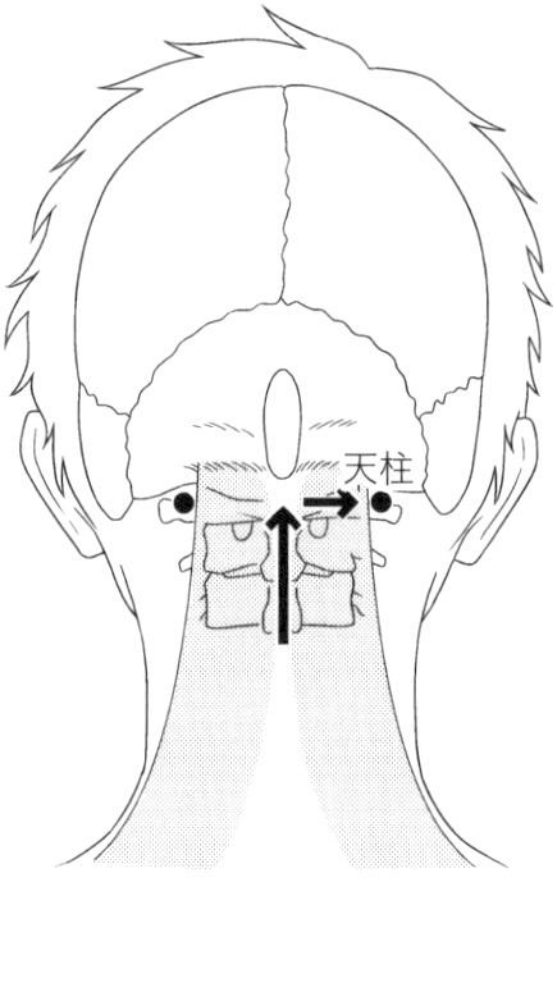

【眉の中央より少し眉頭側、眉より少し上に凹みを感じるところ（陽白《ようはく》）】

【鏡を見て瞳の中央の下、眼球が嵌っている骨の縁より少し下で、少し凹みを感じるところ（四白《しはく》）】

四白は顔の中でも皮膚が薄い部分なので上下左右に皮膚を引っ張るとたるみが出てしまう可能性があります。一回十秒くらい優しく押し込むように押しましょう！

【眉頭より少し下、頭蓋骨の目がはまっている穴の縁の下に凹みを感じるところ（攢竹《さんちく》）】

両方の眉頭の上にそれぞれ左右の親指を、指先が下を向くように当てます。

そのまま親指を下に少し動かすと、頭蓋骨の下縁にポコっとはまるはずです。

左右の親指で内上方に向けて押してください。目の辛さを感じる方はここを押すとツーンとした痛みがあるはずです。やり過ぎると痛みが出ることがあるので、気が向いた時に5秒くらい押しましょう。

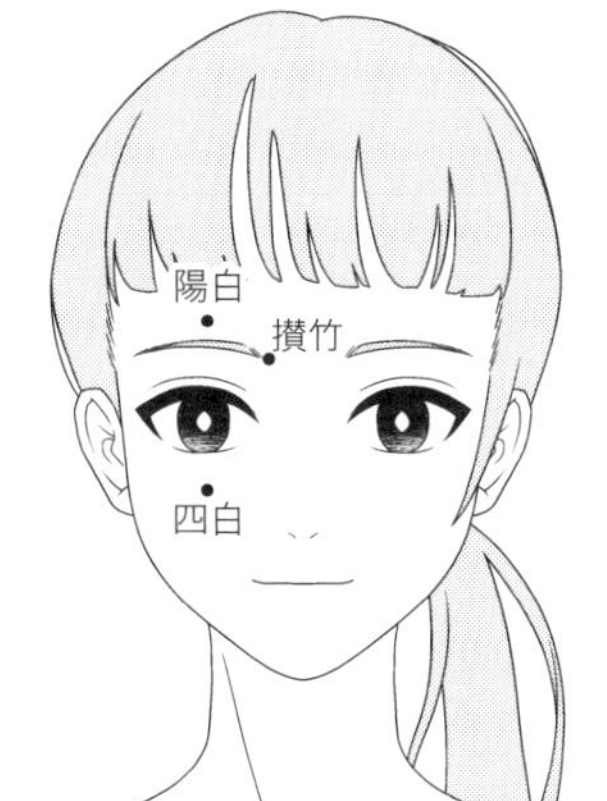

胸部・背部

①肋間神経痛《ろっかんしんけいつう》

肋間神経痛は、肋骨の間を埋めるようについている肋間筋という筋肉に姿勢不良等が原因で負担がかかり、痛みが出る疾患です。背中から身体の側面、胸側まで一周、どこに痛みが出てもおかしくありません。普段意識しない筋肉ですが、肋間神経痛はかなり苛烈《かれつ》な痛みがあります。胸まわりが痛いので「心臓が悪いんだ！」と病院に駆け込んだら肋間神経痛と診断された、という展開はとってもよく聞きます。

胸部背上部には肋骨という樽状の構造があると第2章「姿勢について」でも書きましたが、猫背の人は前に曲がりにくい構造なのに無理やり曲げてしまうので胸部まわりおよび背部をぐるっと囲む肋間筋に負担がかかり、痛みが出ます。鞄を肩側の方にかける方、身体を左右に曲げてしまう側弯症の方はそちらの脇あたりに痛みが出ます。肋間筋は呼吸補助筋といって肺が膨らむのを助ける筋肉なので、肋間筋が固まっていると呼吸をしづらいという症状が出ることもあります。もちろんすぐに窒息するほどではありませんが、息を吸いにくくなるのですごく不快な感じがします。予防としては

- **上半身を左右に曲げる姿勢をしない**
- **猫背にならない**

につきます。

痛くなってしまってからのケアは

- **肋骨の間の部分に指を当てて横向きに動かす**
- **痛くなったほうの肋間を伸ばすストレッチ（147ページ②、153ページ⑧）をする**

もしくは手技が得意な接骨院にかかると良いでしょう。

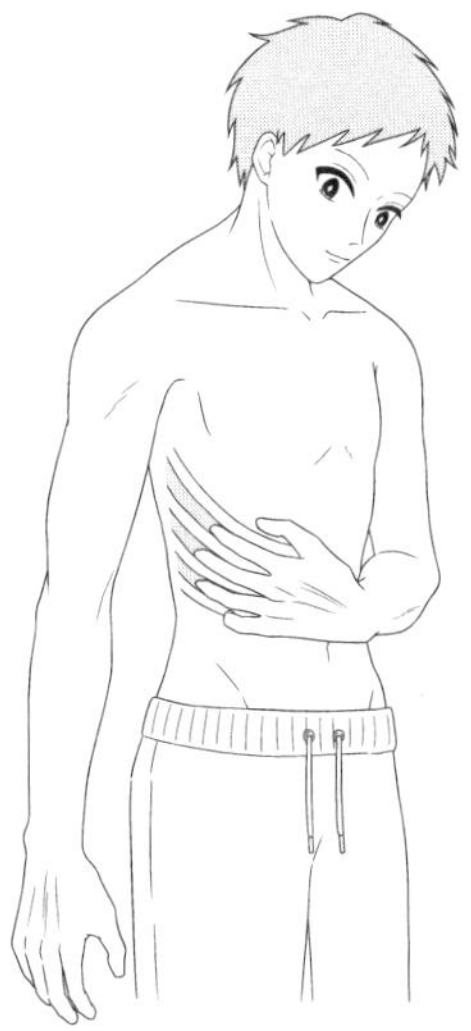

腰まわりの痛み

二〇二二（令和四）年に行われた厚生労働省の国民生活基礎調査では、腰痛の有訴《ゆうそ》者《しゃ》は人口千人に対して、男性は九十一・六人で女性は百十一・九人であるという結果が出ました。日本に住む人の約十パーセントが腰痛を訴えていることになり、全疾患の中で一位です。ちなみにこの統計は腰痛が出にくい子供を含む全員なので、大人だけを抜き出したらさらに多くなるでしょう。

周りを見渡しても、腰痛が全くない人って少ないと思いませんか？　腰は身体の要《かなめ》とはよく言ったもので、痛めるとほぼ何もできなくなります（にくづきの偏《ヘン》は身体の意味だそうです）。腰が痛くて寝たきりに近い状態になったことがある人もいるでしょう。

腰を痛めやすい原因は**使用頻度が高い部分が密集しているから**です。

「腰」と言われるとウエストまわりをイメージすると思いますが、解剖学的には腰部は臀《でん》部《ぶ》や股関節も含みます。腰は前屈・後屈・側屈ができるように腰の骨（腰椎）だけで支えています（例えば胸部なら肋骨、背部なら肩甲骨と肋骨が一緒に支えています）。そのため腰椎と腹筋背筋で上半身の全体重を支え、大きな可動域を維持しています。筋肉は特別に鍛えなければ年々落ちていくので、年齢が上がるごとに腰椎と椎間板ばかりに負担がかかり、異常が出やすくなるのです。

①ぎっくり腰

腰の痛みといえば、大半の方が思い浮かべるのはぎっくり腰でしょう。ぎっくり腰になった方がよくおっしゃるのが「ぎっくり腰が癖になっている」もしくは「年に一度の恒例行事」です。しかし、本当はそうではありません。

ぎっくり腰というのは俗称で、急に起こる強い腰の痛みを指します。医学的には腰椎捻挫《ようついねんざ》もしくは背下部挫傷《はいかぶざしょう》です。背下部挫傷だった場合は、痛みのほとんどは、筋肉の硬さが原因です。腰を支える筋肉や腱が損傷することで痛みが出るのです。つまり、癖にはなりません。

重たい荷物を持ち上げたときに激痛が来た‼　というのがぎっくり腰のイメージだと思いますが、座椅子に座っていて後ろのティッシュを取ろうとして上半身をひねったらぎっくり腰になった方もいます。繰り返しますが、ぎっくり腰は同じ姿勢のまま長時間作業しているなどのせいで腰まわりの筋肉が固まっていることが原因で、痛くなったきっかけは最後の一押しであったことがほとんどです。そのため、きちんとケアをすればある程度予防することができます。

・前傾姿勢や座り姿勢が長く続くときは適宜《てきぎ》休憩を取り、前屈・後屈などのストレッチをする

・定期的にマッサージや鍼灸治療を受ける

・散歩等の有酸素運動をする（筋肉の柔軟性を維持し、老廃物を流す作用があります）

などが有効です。

ちなみに、テレビの健康番組などで情報を仕入れて「腰痛には腹筋背筋を鍛えるべき！」と痛くなってから張り切って腹筋背筋の運動をする方がいます。前述の通り腰部は腹筋背筋と背骨で支えているため、筋力の増強は腰痛の「予防」には効果がありますが、痛くなってしまった後だと、腹筋背筋の運動自体が痛みを悪化させます。痛くなってから焦る気持ちはとてもよくわかりますが、痛くなってからは安静にして、痛みが取れてから次回の予防をがんばりましょう。

②椎間板ヘルニア

第2章「姿勢について」に記載しましたが、腰椎（背骨の腰部分）はだるま落としの間にゴムパッキンが挟まった状態になっています。このだるま落とし部分を椎骨といい、ゴムパッキン部分を椎間板といいます。椎間板にはある程度柔軟性があり、筋肉が硬いことなどが原因で椎骨の間が狭まると、ぷにゅっとはみ出してしまいます（ヘルニアはドイツ語ではみ出るの意味）。このはみ出した部分が腰から脚に行く神経に当たると、痛みやしびれが出ます。整形外科に行くと椎間板ヘルニアは不可逆的な（治らない）痛みのように言われますが、椎間板には柔軟性があるので、背筋まわりの筋肉が緩むとはみ出た部分が解消することがあるのです。

なお、このゴムパッキン部分は加齢とともに弾力性を失います。プラスチック板のように硬くなり、はみ出しにくくなるので椎間板ヘルニアは六十歳以上には逆に起こりにくくなります。高齢の方で突然しびれが出現した場合は他の原因が考えられます。

椎間板ヘルニアはレントゲンを撮れば簡単にわかる疾患ですし、二十～四十歳代にはかなりの高確率で出現します。しかしレントゲンではヘルニアになっているかは判断できますが、神経に当たっていなければ痛みやしびれは出ませんし、その痛みやしびれが本当にヘルニアだけが原因かはわかりません。

そもそもヘルニア自体が筋肉の硬さが原因で起きやすいので、整形外科でヘルニアと診断されたら、転倒等の外傷性でもなければ腰まわりの筋肉が硬いはずです。つまり、筋肉の硬さが原因で痛みが出ている可能性もかなりあるのです。ヘルニアと診断されたら「ヘルニアだから仕方ないね」と思いがちですが、痛みが悪化しない程度にストレッチをしたり、メンテナンスを受けたりすることはとても大事です。

③圧迫骨折

高齢者にすごくよく起こります。転倒して尻もちをついたときのほか、骨粗鬆症を患っている方だと、ただ座っただけでも起こり得ます。骨折というと腕や脚の長い骨がぼっきり折れる状態を想像すると思いますが、圧迫骨折は腰の骨（腰椎）もしくは椎間板が転倒など何らかの衝撃で潰れてしまった状態をいいます。

運良くまっすぐ潰れてくれればいいのですが、斜めに潰れてしまうとしびれや痛みが出現したり、お腹側だけ完全に潰れてしまうとまっすぐ腰を伸ばせなくなったりすることもあります（尻もちをついたときによく起こります）。

残念ながら圧迫骨折は起きてしまうと治りません。整形外科へ行き、痛み止めの薬やブロック注射で痛みを取り除く処置をしてもらうだけです。そのため何より予防が大切です。年齢が上がってきたら転ばない、脚立に登らない、駐車場を歩くときは輪留めに注意する、しっかり足を上げて歩く、などに気を付けていただきたいです。

④坐骨神経痛

ほとんどの方が意識していませんが、お尻の筋肉・大殿筋は身体の中で二番目に大きな筋肉です（一番は太ももの前の大腿四頭筋）。そのため担っている役割も多く、立っているときも座っているときも歩いているときも使います。

お尻のあたりから太ももの裏あたりまでに響く痛み・しびれを坐骨神経痛といいます。トイレで長時間座り続けたときや、長距離運転の後車から降りたときにビリビリしびれる感じを経験したことがあるのではないでしょうか。

身体に張り巡らされている神経は脳から出て、背骨の中を通り、椎骨の後ろから出て伸びていきますが、坐骨神経というのは坐骨というお尻の近くの骨から出て、一度お尻の筋肉の間を通って足の後ろに伸びます。お尻の筋肉を使い過ぎるなどして固まると、間を通る神経を締め付けて痛みやしびれが出る、それが坐骨神経痛です。つまり、これも筋肉が固まったことが原因です。

⑤大腿骨頸部骨折

股関節は肩の関節同様、骨盤のくぼみに大腿骨の丸い部分がかみ合わさってできています。肩の関節と大きく違うのは、上半身の重みをもろに支える関節（過重関節）だということです。そのため、大きな筋肉や強い腱が複雑に交差していて、不調が出やすい関節といえます。

太ももの骨には関節している丸い部分と本体の長い部分の間に細い部分があります（大腿骨頸部《だいたいこつけいぶ》といいます）。高齢者の転倒で太ももの骨折というと多くはこの部分の骨折です。ここが折れるとほとんど治癒しないので、股関節の人工置換（人工関節を埋め込む）手術になります。全身麻酔が必要な大手術で、退院まで数か月かかることもあります。しかもこの手術をできればまだいいほうで、金属部分を受ける側の骨が弱過ぎる、そもそも身体が手術に耐えられない等、整形外科医の判断で手術ができない場合、一生車椅子生活になります。やはり最も大事なのは予防で、転倒しないにつきます。

膝

膝の痛みの原因は大きく二つのカテゴリーに分けることができます。
①中年以上に多い膝の痛み
②若年者に多い膝の痛み
対処が重複するところもあるので一緒に紹介します。

①中年以上に多い膝の痛み

中年から高齢者の膝の関節の痛みの原因は大きく三つです。

（1）膝関節にねじった力をかけている
（2）太ももの前の筋肉が固まっているか、弱過ぎる
（3）荷重が多過ぎる

（1）膝関節にねじった力をかけている

膝関節は蝶番《ちょうつがい》の形をしています。開け閉めしかできないのに、斜めに開けようとしたら壊れますよね。ガニ股で歩く癖のある方、O脚やX脚の方は膝関節にねじった力がかかるので、膝関節に負担がかかるのです。

正常な脚はまっすぐ立ったときに、膝の内側と内くるぶしがくっつきます。

O脚とは、立って足をそろえたとき、両方の内くるぶしがついているのに膝の内側が接触しない状態のことで、その見た目がアルファベットのOに見えることからO脚と言われます。

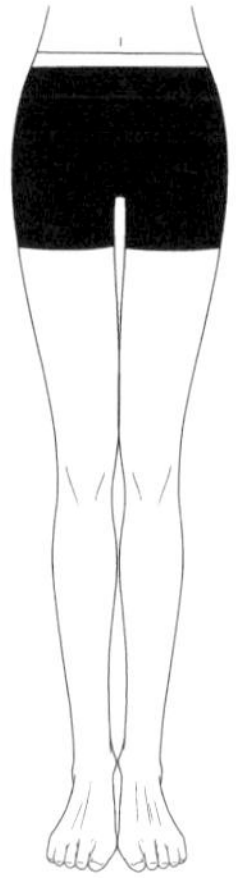

正常な脚

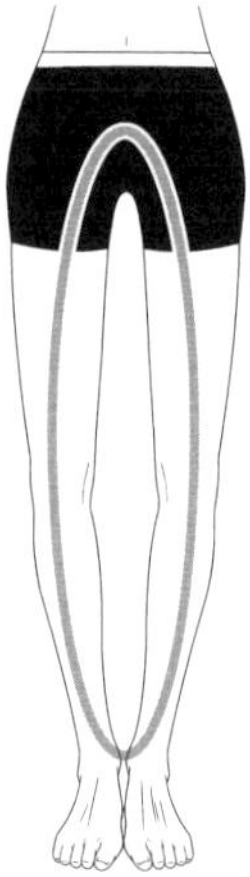

O脚

がに股は、太ももの骨（大腿骨）を外側にねじるようにすることで、両膝が外側に開いてしまい、膝と足のつま先が外側を向いてしまっている症状を指します。任侠映画に出てくるチンピラの歩き方を想像していただけると、わかりやすいでしょうか。主に年齢が高めの男性がやりがちです。Ｏ脚とがに股は、膝関節の内側の軟骨や骨に負担がかかります。

膝をそろえたときに、足首がくっつかず開いてしまう状態になることをＸ脚といいます。

筋肉量の少ない若年女性や、筋力が落ちてきた中高年女性に好発しますが、Ｘ脚だと膝関節の外側の軟骨や骨に負担がかかります。

日本人女性は躾の段階で左右の膝をつ

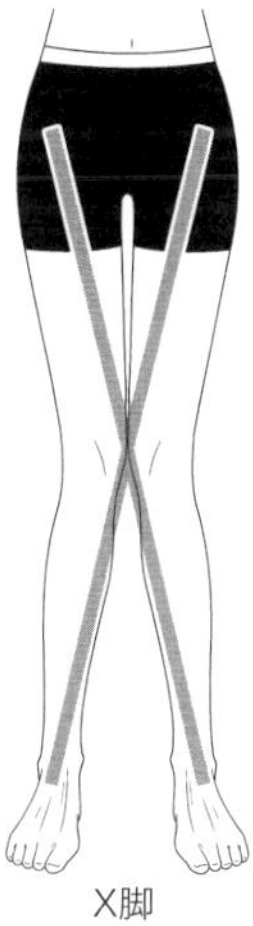

Ｘ脚

けて座りなさいと言われるためか、膝をそろえ、脚を開いた八の字型の座り方をしている方が多く見られます。これも膝を痛める原因になります。膝から内くるぶしまでを付けて座るか、いっそ膝を開いて座りましょう。スカートをはいていたとしても、上着や膝かけでもかければ解決します。前から見た状態で膝からかかとまで垂直なのが正しい座り方です。

膝関節を長持ちさせることを考えるなら立っても座っても膝頭を前に向け、足を肩幅に開いた状態が最も適切です。今から始めましょう。

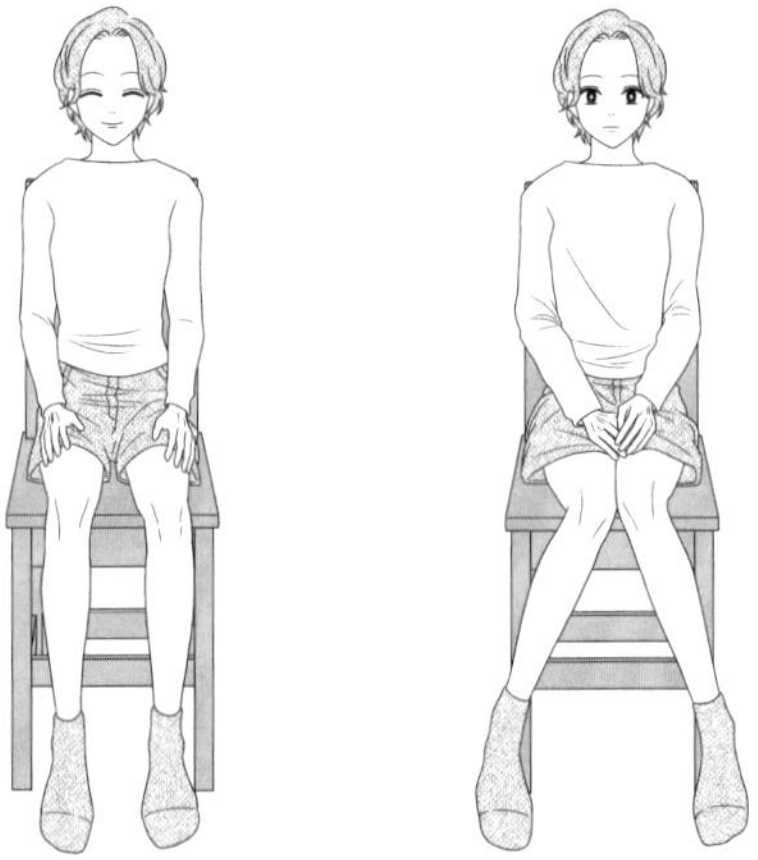

正しい姿勢　　悪い姿勢

（2）太ももの前の筋肉が固まっているか、弱過ぎる

大腿四頭筋（大腿直筋・外側広筋・中間広筋・内側広筋の総称）は太ももの前の大きな筋肉で、股関節から膝の関節をまたいで、膝下の骨についています。主に膝を伸ばす機能をする筋肉ですが、不思議なことに大腿四頭筋が強過ぎても、弱過ぎても膝に負担をかけます。

大腿四頭筋は固まってしまうと縮まって、膝の関節の間が狭まります。体重分の圧力を受けた状態で太ももの骨と脛《すね》の骨がぶつかって、骨がすり減ったり、関節の中が傷つきやすくなったりするのです。大腿四頭筋が弱過ぎる場合は、膝の関節の安定性が失われ、グラグラしやすくなります。膝関節を支えるのが難しくなり、O脚やX脚になりやすくなり、これもまた膝の内部組織を傷つける原因になります。

（3）荷重が重過ぎる

膝関節は全身の荷重をもろに受けます。そのため過剰にぽっちゃりしていると、膝関節の許容範囲を超えて、壊れる原因になります。ちなみにどのくらいの体重だったら安全ということはありません。膝の荷重を許容できる範囲というのは、体重とそれ

を支える筋肉量の比率、骨の質にもよりますので一概には言えません。定期健診で医師に痩せるように指摘された方はがんばって減量しましょう。

そうは言ってもすぐには痩せられないと思われるでしょう。私も小太りの端くれとしてよくわかります。そんな方はせめて今日から膝の向きに気を付けましょう。膝を前に向けてなるべく大股で歩く、これにつきます（ただし現在膝に痛みがある場合は大股はほどほどにしましょう）。

過剰仮骨形成

前記の（1）（2）（3）が原因で膝の関節の間が狭まって、膝の骨（太ももの骨と脛《すね》の骨）がぶつかり傷つくと、補修液が出て、骨の壊れたところを修復します。しかし左官屋さんの仕上げたコンクリートのようにきれいにまっ平になるわけではありません。目に見えないような細かい傷が入るたびに補修液が分泌される↓少し膨らんだ状態で治る↓膨らんだ部分が吸収されるという過程を通りますが、全く平らではなくほんの少しだけ骨が増えた状態で再生するのです。

体中の関節部分の骨はまっ平なつるつる状態です（骨付きのフライドチキンを軟骨までバリバリ食べた後、関節部分の骨がきれいなボール状でびっくりしたことがある人もいるのではないでしょうか）。関節が動くときに引っかかったり干渉したりしないようにつるつるになっているので、この少しだけ増えた状態の骨が原因で炎症が起こることがあるのです。

骨の修復自体はミクロンの単位で行われますが、傷つくたびにほんの少しだけ骨が増えた状態で再生することを百回千回一万回と繰り返していくたびに膝関節の内側に骨が膨らんでいき、ひどい人だとこぶしくらいのサイズになることもあります。

（老人性）変形性膝関節症

骨や関節は男性のほうが頑丈ですが、女性のほうが柔軟性があり、華奢な構造になっています。そのため、成人以降で膝の痛みを訴える方は八割が女性です。あとは男女問わず恰幅のいい方と、ガニ股で歩く癖がついている方。

膝の痛みで整形外科に行くとよく言われる「変形性膝関節症」（老人性とつくこともあります）。老人性と言われると年寄りになったね、と言われているような気になりますが、ざっくり「加齢が原因の」という意味合いです。

人間の関節は骨と骨が接触してできていますが、直接接触すると関節が動くたびにこすれて摩耗してしまいます。そのため、関節の骨と骨の間には軟骨という緩衝材が挟まっていて、関節をまるごと包む関節包という包みの中は関節液というぬるぬるした潤滑剤で満たされています。

年齢とともに関節の軟骨がすり減ったり、過剰仮骨形成で関節の変形が起こったりして関節内に炎症や痛みの症状が出ることを変形性膝関節症といいます。最初のうちは階段を上がった時やたくさん歩いた時に膝が痛いくらいですが、そのまま放置して悪化すると常に痛い状態になったり、膝が曲げられなくなったりして、日常生活に大いに支障が出るようになります。

中年以上の方が膝の痛みで整形外科に行くと、膝の水を抜きましょう、ヒアルロン酸の注射をしましょうと言われることが多いはずです。この場合の膝の水とは、関節液を指しています。膝関節症になると、関節液が増えますが、ひどくなると身体の外から見てもわかります。しかし水が溜まったから痛みを引き起こしているわけではなく、膝に炎症が起きているから、炎症を冷やすために身体の防衛反応で水が出ているのです。炎症が治まれば自然と膝に溜まった水分は身体に吸収されます。つまり、膝の水を抜いたから痛くなくなるわけではないのです。

また、膝に溜まる水にもある程度ヒアルロン酸が含まれています。ヒアルロン酸が含まれる関節液を抜き、新たにヒアルロン酸注入をするのも無駄があるように思います。ただし、整形外科で行われる関節の水を取る治療をすべて否定しているわけではありません。抜いた関節液の色で感染症ではないかを判断することもあるそうです。

軟骨には血管が通っていませんし、一度摩耗すると二度と戻りません。過剰仮骨形成で増えた骨も、外科手術で削り取らない限り減ることはありません。そのため、変形性膝関節症の対策で最も大切なのはなるべく予防すること、症状の進行をできる限り抑えることです。まず安静にする、場合によってはサポーターで保護をするなど、炎症を抑える努力をしてみましょう。

重度の変形性膝関節症に対して現在最もよく行われる手術は人工関節《じんこうかんせつ》置換《ちかん》です。ダメになった膝の関節を取り去り、大腿骨と前脛骨（脛の骨）にぐりぐり大きなボルトを入れて関節になる機械を入れます。もちろん大手術ですし、やったから痛くなくなるとも限りません。また人工膝関節は可動域が狭く、二度と正座ができません。

事故等でやむなくの場合は仕方ありませんが、やはり人生を閉じるまで自前の身体でいてほしいものです。

②若年者に多い膝の痛み

若年者に多い膝の痛みは、多くが運動のし過ぎや使い過ぎが原因です。

特にバスケットボール・バレーボールなど、ジャンプを多用する競技をする方に好発します。

跳ぶ・着地するというジャンプの動作は、体重の数倍の加重が膝にかかるといわれています。

(1) オスグッドシュラッター病(オスグッドシュラッテル氏病)

スポーツをがんばっているお子さんが膝下の痛みを訴えている場合、まずこれを疑います。

太ももの前の大きな筋肉・大腿四頭は、股関節から膝の下までついています。そして成長期の子供は骨が縦に伸びるため、骨の表面(骨膜)が軟らかくなっています。スポーツをがんばっているお子さんは特に大腿四頭が固まりやすく、筋肉は固まると縮まるため、骨膜が引っ張られます。そうして膝下の前面が引っ張られて出っ張ってしまいます。これがオスグッドシュラッター病です。走る・ジャンプするなどの動作が特に大腿四頭を酷使しやすいので、バスケ部やバレー部の男子に好発しますが、スポーツをしていれば女子にでも起こり得ます。

そのまま何の対処もせず、骨が出っ張ったまま成長すると、その状態で骨が固まります。試しに身近な成人の方で、特にスポーツを熱心にやっていた方に膝下を触らせてもらってみてください。顕著な出っ張りを感じる方がいるはずです。重症の方だと、出っ張った骨が当たってしまうため正座ができない方もいます。

対処としては、スポーツをしている方ならしばらく控える、鍼・マッサージなどで大腿四頭を緩めるなどが効果的です。症状が進行して骨の表面が膨らんできていても、手技が得意な接骨院・整骨院の先生なら押し込んで元通りにできることもあります（ただし強がりな男子中高生でも悲鳴をあげるほどの痛みがあります）。

（2）その他の痛み

・腸脛靭帯炎《ちょうけいじんたいえん》（ランナー膝）　・膝蓋腱炎《しつがいけんえん》（ジャンパー膝）　・鵞足炎《がそくえん》

これらは主に、走る、ジャンプするという競技をする若年者に好発する、膝のあちこちが痛い症状です。どこを痛めたかによって名称が変わりますが、細かくなるので割愛します。専門書がたくさんあるので、気になる方は読んでみてください。

ここまで膝の痛みについて年齢層別に解説してきましたが、痛みの原因はほとんど同じで前記の通り、膝の使い方が悪いか、大腿四頭筋が強過ぎるか弱過ぎる、もしくはスポーツなどで膝を使い過ぎたか、です。これらの場合ストレッチやマッサージ、鍼などで膝まわりの筋肉の緊張を緩めてあげると、膝の痛みが和らぐことが多いです。

また、常日頃から膝のお皿を前に向けて大股で歩くように心がけましょう。大股で歩くとそれだけで太ももや膝下の筋肉を育てるトレーニングにもなりますし、筋肉の柔軟性を保つストレッチにもなります。ペンギンのように小股でちょこちょこ歩く人がとっても多いですが、大股でゆったり歩いたほうが到着時間が早かったりするものです。

【対策】

●太もも前伸ばし

　両膝を伸ばして座ります。片方の足をお尻の下に折りたたみ、肘もしくは手のひらで支えながら後ろに上体を倒します。そのまま仰向けに倒れるまでがんばる必要はありません。太ももの前が伸びて気持ちいいくらいをキープしましょう。太ももの前の大腿四頭筋が伸び、膝の痛みの予防全般に効きます。ただし現在膝がすごく痛い場合は、悪化してしまうためやってはいけません。

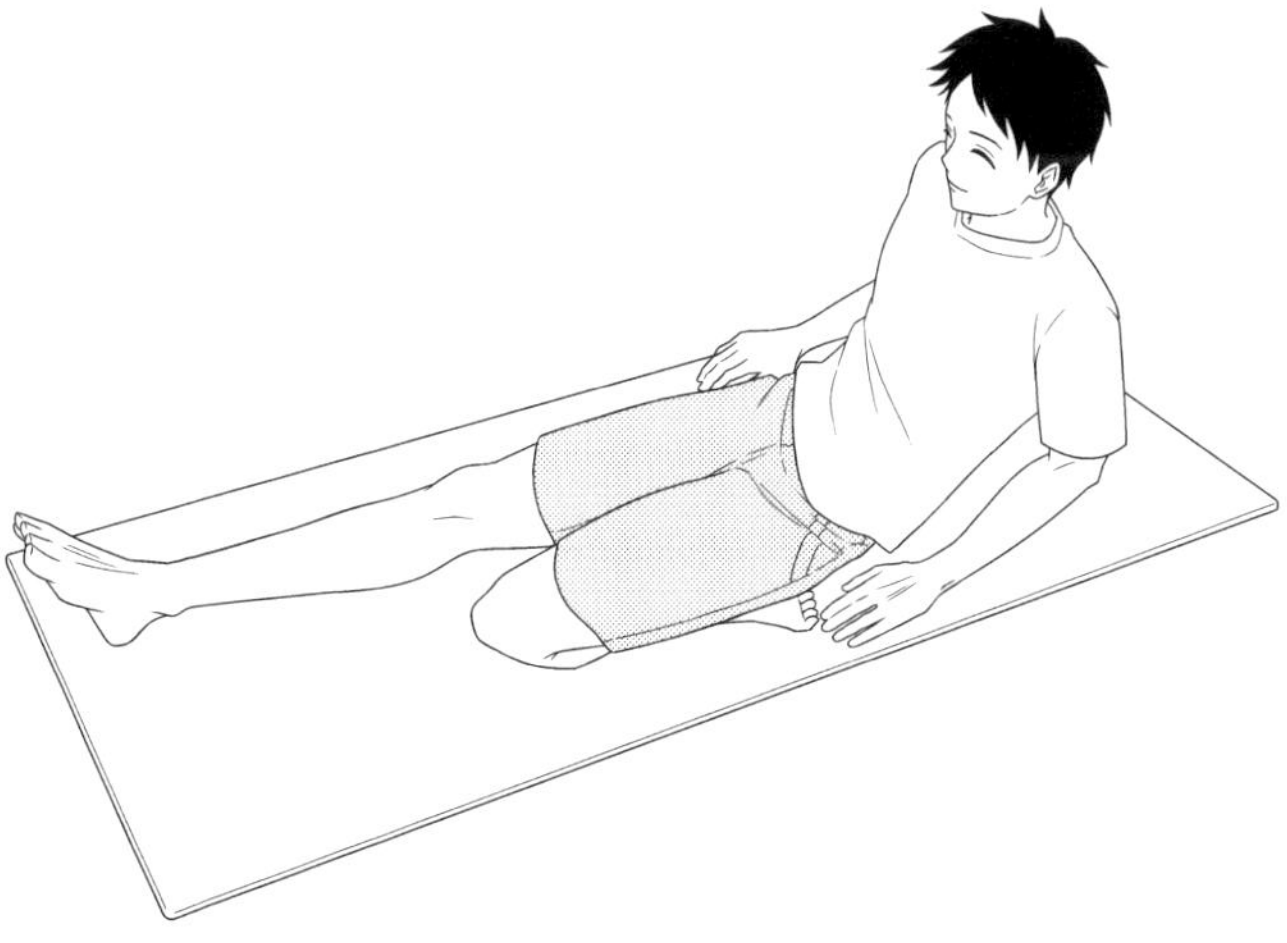

●膝の内側のマッサージ

膝の内側のあたりを逆側の手のひらの手首側の肉球でくるくるマッサージしましょう。血流が良くなり筋肉が伸びやすいのでお風呂の中がおすすめです。やり過ぎると炎症が悪化するので、程よく押されて気持ちいいくらいに収めましょう。

ここで重要なのは、整形外科で「靭帯損傷・断裂」「半月板・膝軟骨の損傷」(よく聞く半月板は膝軟骨の一種です)、前記の「ランナー膝・ジャンパー膝・鵞足炎」と診断が出た場合。これらはもう疾患が出てしまっていて予防ができる段階を過ぎています。整形外科の先生の言う通り安静にし、スポーツ等は絶対厳禁です。しかし運動が大好きでちょっと良くなったと思ったらすぐ運動を再開してしまう方は、中高生を中心にたくさんいます。

膝の故障は歩けなくなる大きな原因となります。今ちょっと我慢して運動を控えればすぐに再開できるのに、無茶したがために一生モノの痛みを抱えるようになると、その後の人生の質に大きく影響します。**安静にと言われたらちゃんと安静にする**ことも大事な治療です。

手首・肘の痛み

手首と肘の痛みは同時に起こることが多くあります。手首から肘にかけての筋肉は手首の関節と肘の関節をまたいでついているからです。

ところで「右利きなのに左手痛めちゃってさ」と不思議なことのようにおっしゃる方がよくいますが、小さな負担の積み重ねが原因の場合はほとんどの方が利き手と逆側を痛めます。普段の生活を思い出してみてください。

- **利き手で菜箸を持ち、逆側でフライパンを振る**
- **利き手で鍵を開け、逆側でカバンを持つ**
- **利き手でお金を払い、荷物は逆側の手へ**
- **髪を乾かすときは利き手にブラシ、逆側にドライヤーを持つ**

無意識のうちに繊細な作業を利き手で、力が要ることを逆側でやっていることが多いのです。

反対に、利き手を痛めるときは急激に使い過ぎることが原因になる場合が多くあります。

・剪定ばさみで太めの枝を無理やり切った
・固いジャムの蓋を無理やり開けた
・庭の雑草を処理しようと思って長時間鎌で刈った

という場合です。

手首・肘は体重がかからない関節なので、軟骨がすり減って異常が起きるということは起こりづらいため、痛みのほとんどは使い過ぎが原因です。ここからは代表的な手首・肘の痛みを紹介していきます。

①腱鞘炎

腱鞘炎《けんしょうえん》ってよく聞くと思いますが、なんだか知っていますか？　なんかよくわからないけど手首が痛くなるやつだよね、くらいのイメージの方が多いと思います。

筋肉はお肉部分が端に行くにつれ束になり、腱という帯状の状態になり、骨に付着しています。鶏ささみのスジと言われる白い部分、あれが腱です。人体で一番有名なのだとアキレス腱ですね。手の指は曲げ伸ばしで動く頻度が人体の関節の中でも特に多いため、指先から指の付け根、手のひらの先端側あたりまで、腱がお肉部分を傷つけないように鞘《さや》があります。これを腱鞘といいます。ストローの中をピアノ線が通っているイメージです。指の使い過ぎ等が原因で腱と腱鞘がこすれてしまい、腱鞘に炎症が起きてしまうことを腱鞘炎といいます。

指の付け根の痛みなのになぜ手首の痛みというイメージがあるかというと、腱鞘炎の発生頻度が最も高い親指だけ、腱鞘が肉球部分の下あたりまであるからです（正式には母指球といいます）。ちなみに昔は美容師さんなど腱鞘炎になりやすい方が腱鞘を取ってしまう手術をしていたそうです。腱鞘を取ってしまうので腱鞘炎にはなりませんが、必要だからあるのに取ってしまうと別の支障が出ます。筋肉が腱で傷ついてしまうのです。

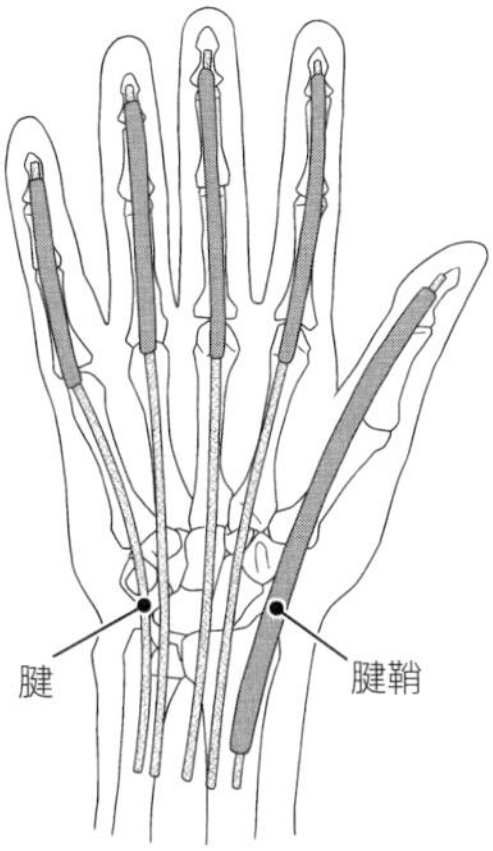

②テニス肘・野球肘

テニス肘・野球肘と言いますが、それらのスポーツをやっていると好発するというだけで肘の使い過ぎが原因なので、球技をしない人でもなります。

手首を手の甲側に曲げる動作をする筋肉はまとめて手の背屈筋群といいますが、肘の外側（肘を伸ばした状態で親指側）につきます。この筋肉がついている腕の骨のでっぱりのことを外側上顆《がいそくじょうか》というので、外側上顆炎といいます。テニスをしている人に好発すると言われているので通称テニス肘とも言います。

逆に手首を掌側に曲げる・手首を内側にひねる動作をする筋肉は肘の内側（肘を伸ばした状態で小指側）につきます。この筋肉がついている肘の骨を内側上顆というので、内側上顆炎と言います。野球の投球動作で痛めやすいと言われているので通称野球肘と言います。似たような名前なのでほぼ同率に起こる？　と思いきや圧倒的に**外側上顆炎（テニス肘）のほうが多い**です。

背屈筋群は何かを持って上下に動かす動作、手首を親指側に上げる動作全般に使います（下ろすのは重力）。フライパンを振る、ドラムをたたく、掃除機をかけるなど、何かを持って上下に動かす動作などを繰り返すと痛めやすくなります。

運動の大半（ゴルフ、フリスビー、バレーボール、バドミントン、他にもたくさん）、赤ちゃんの高い高い、抱っこ、荷物を持ち上げる、釣りなど、日常のありとあらゆる動作に使います。どれもやっていない人はいないはずです。家に執事やばあやがいて、ナイフとフォークより重たいものを持たないお嬢さまでなければ、誰でも痛める可能性があるのです。ちなみにこの筋肉の手首側を痛めると親指の腱鞘炎になります。

腱鞘炎の中では親指の痛みの発生頻度が高いのはこのためです。

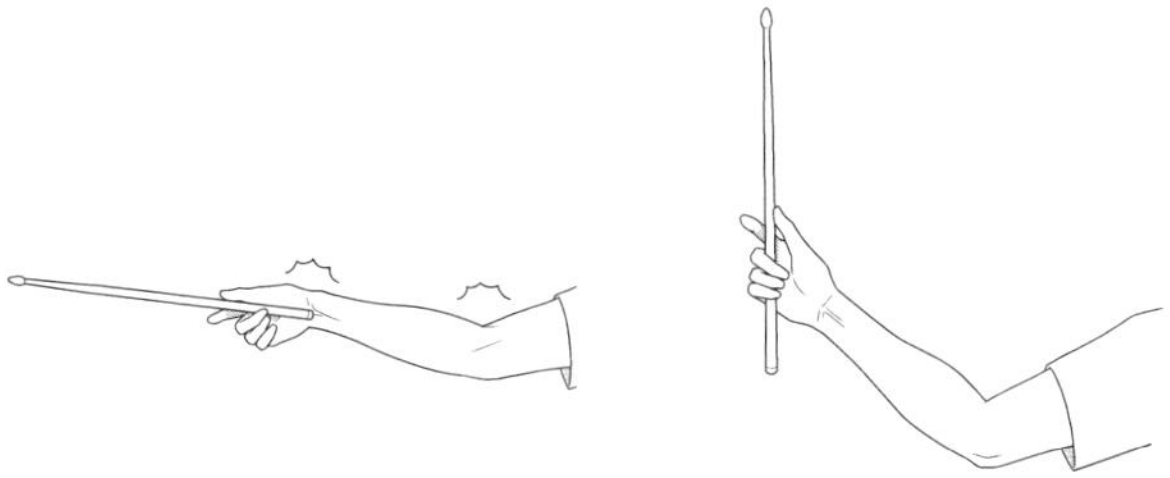

【対策】

腱鞘炎も外側上顆炎も、原因となる動作と痛くなる筋肉が共通なので、対策を一緒に紹介します。

(1) 腕の筋肉のもりあがっているあたりをマッサージする

指を動かす筋肉の多くがこのあたりにあり、腕の筋肉は手首に近づくごとに腱になります。筋肉が硬くなったために縮まり、腱が腱鞘に当たって炎症が起きていることがあるので、対象の筋肉を緩めてあげることはとても有効です。

親指側が痛い場合は(A)、小指側が痛い場合は(B)、筋肉部分のほうがマッサージの効果が上がるので、肘に近いあたりを押されて気持ちいいなと思うくらいの強さで優しくマッサージしましょう。

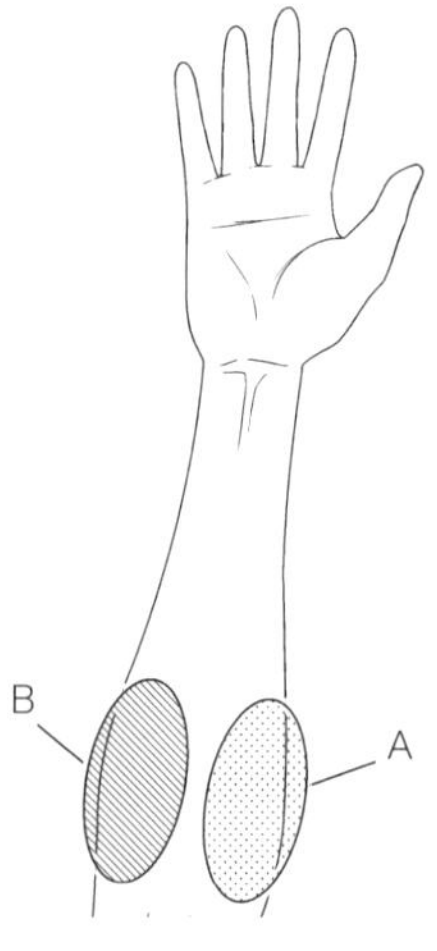

（2）手のひらを上にして、指をまとめて伸ばす

痛いほうの手を前に伸ばし、手のひらを上にします。人差し指から小指までをそろえて、逆側の手で伸ばします。前腕の内側、屈筋群がまとめて伸びます。

（3）痛い部分の炎症を抑える

ひじ、手首の場合は体表から患部までの距離が短いので、直接冷やして炎症を抑えることが有効です。消炎作用のあるシップを貼るか、ケーキなどについてくる保冷剤にハンカチを巻いて冷え過ぎないように注意して患部を冷やしましょう。

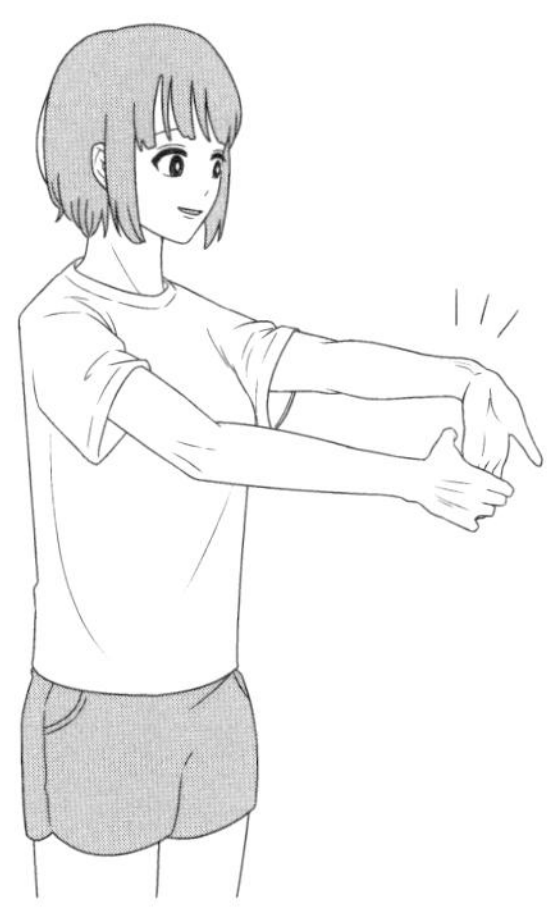

（4）使い方を工夫する

肘の痛みを予防するには安静にして重たいものを持たないでね、と言いたいところですが、そうはいかないことがほとんどなので、使い方の工夫をすることも大変有効です。例えば、女性がかばんを持つときによくする肘あたりに持ち手が通る持ち方は、手のひらが上を向くようにすると外側上顆付近に負担がかかります。手のひらが下を向くようにすると負担が減ります。もしくは肩かけにしてしまいましょう。

赤ちゃんの抱っこも同様に、お尻を支える側の手のひらを下に向けると負担が減りますので、状況に応じて使い分けると良いでしょう。このように、生活していくうえでしなければならない動作の場合、ちょっとの工夫で楽になることが多くあります。

（5）サポーターなどを活用して使い過ぎを予防する

肘や手首の痛みの原因は使い過ぎなので指や手首を使わないでください、とはいかないと思います。用途別のサポーターなどで補ってあげてください。

使い方の工夫　その1　かばんの持ち方

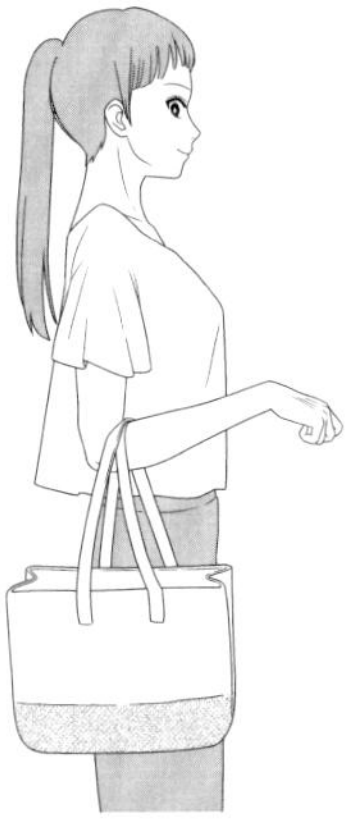

負担が減る姿勢

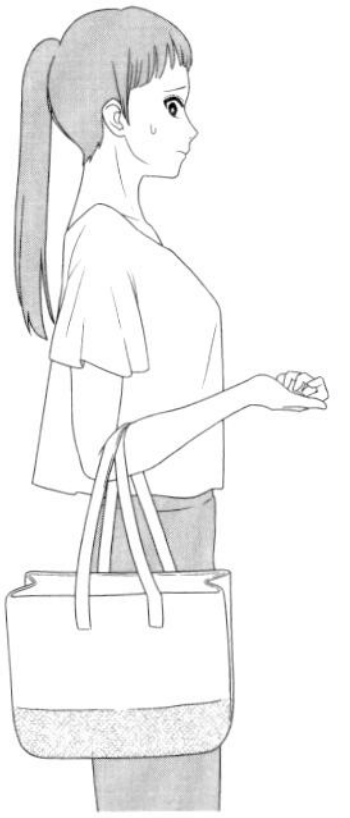

負担がかかる姿勢

使い方の工夫　その2　赤ちゃんの抱っこ

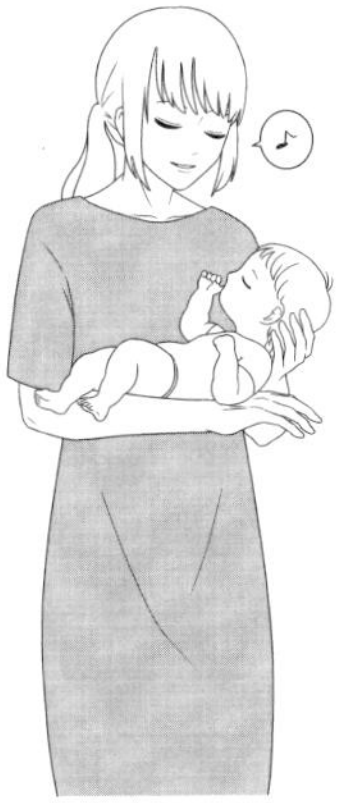

負担が減る姿勢

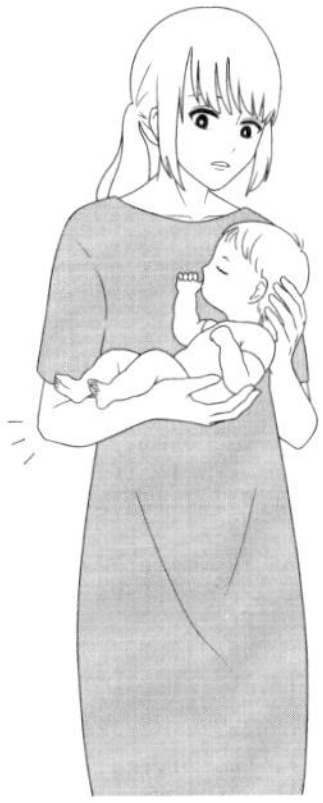

負担がかかる姿勢

③肘内障

肘の痛みの原因はほとんどの場合使い過ぎが原因なのは先に書いた通りですが、未就学のお子さんにしか起こらない疾患もあります。それが肘内障です。

肘の関節は上腕骨に付着する輪状靭帯《りんじょうじんたい》という輪っか状の靭帯の中に橈骨《とうこつ》という前腕の骨の頭部分（橈骨頭《とうこつとう》）が引っかかるように支えています。しかし未就学のお子さんは発達途上のため、肘の輪状靭帯と橈骨頭はしっかり固定されていません。輪状靭帯と橈骨頭が抜けかける、亜脱臼状態になっているのが肘内障です。

・子供と手をつないで歩いていたら車が来たからとっさに手を引っ張った

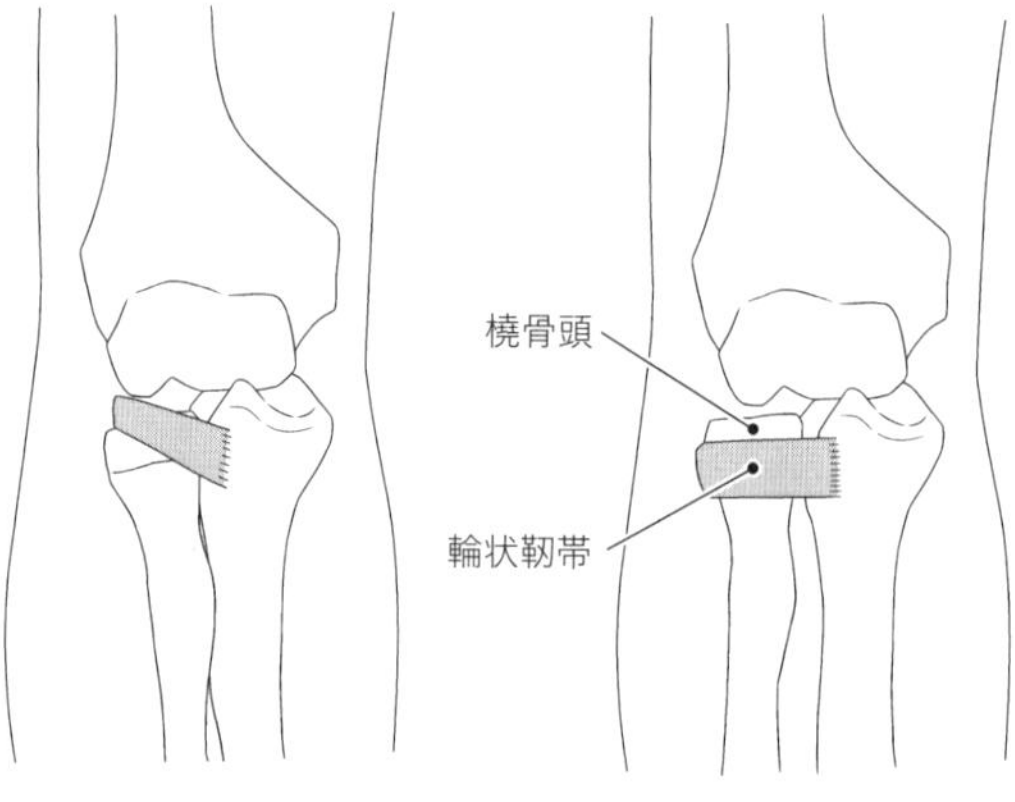

・駄々をこねる子供を「ほら行くよ！」と手を引っ張った

というよくあることで起こります。

子供の手を引っ張った後ずっと泣き続けている場合はすぐ受診しましょう。治療は整形外科、もしくは接骨院で行われる徒手整復術です。手首を持ってあっちにやってこっちにやって、はい終わり！　という感じでものの数秒で終わります。

コラム

子供に特発する痛み

痛みの原因は加齢と思いがちです。大体はそうですが成長途上だからこそ起こる、若年層によくある痛みというものがあります。

本文中にあるオスグッド、肘内障もそうですが、特に辛い症状が出やすいのが成長痛です。

思春期によくある痛みと言えば、成長痛と思うでしょう。中高生の男子の特に急激に身長が伸びるときになるよね、というイメージだと思いますが、なぜ起きるか知っていますか？

身長の伸びは骨が縦軸方向に伸びて起こりますが、筋肉の成長より骨の成長のほうが早いと言われています。筋肉は関節をまたぐように骨の両端についているのに、骨の成長に追いつけない筋肉が引き伸ばされて成長痛が起こります。急激に長さが伸びる脚によく起こるのはそのためです。成長痛はイテテテで済んで我慢できる場合には特に対処は必要ありません。

かくいう私は中学生の頃成長痛がとてもひどいタイプで、整形外科の先生に「成長痛だから仕方ないね」とけんもほろろに言われ、脚が痛くて眠れず一晩中泣き暮らしたり、温めると軽減したため一日二時間お風呂に浸かっていたりしたこともありました。

痛みが特にひどい場合、筋肉が硬いために伸びが悪いことが悪化の原因のことがあります。鍼灸院にご相談いただくか、脚のストレッチ（体育で習った立位体前屈、アキレス腱のばしなど）で改善するかもしれません。

お子さんの場合、痛みを保護者に上手に訴えられないことがあります。また、痛みを訴えていても保護者が「そのうち良くなるでしょ」と様子をみてしまうこともよくあります。普段と違う様子の時は、早めに医師に相談することはとても大事なことです。

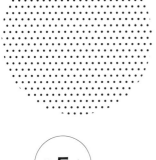

第5章

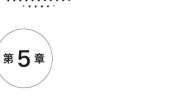

鍼《はり》・灸ってなんだろう

鍼・灸を受けたことがありますか？　私は日常的に鍼灸院で施術にあたっておりますが、常に感じるのは鍼灸施術が「なんとなく怖い」「よくわからない」「受けたことはあるけどなんで効くのか知らない」という方がとても多いということです。ここからは鍼とお灸がそもそもどういったものなのか、どういう危険性があり、はりきゅう師はどのようにそれを回避しようとしているのかを解説していきます。少しでも鍼灸施術があなたの身近に感じられるようになると幸いです。

※本書の中ではり師・きゅう師・はりきゅう師と表現に揺らぎがあるように感じられると思います。はり師・きゅう師と別々の資格で両方持っている人がほとんどですが、どちらか片方しか取得していない人もいるためです。

知ってほしい鍼・灸の基礎知識

①そもそも鍼とは

鍼治療というと、テレビのバラエティ番組でたまに見かける長い鍼を想像すると思います。あの長い鍼（豪鍼《ごうしん》といいます）は現在の一般的な鍼ですが、他にも擦る鍼（擦過鍼《さっかしん》）、現在は使いませんがナイフのような形をした皮膚を破る鍼なんていうものもあります。

そもそも鍼というのは古代中国で発明されたと言われていますが

①痛いところがある人がいた
②さすってあげたら少し良くなった
③道に落ちていた小石で擦ってあげたらもっと良くなった
④持っていたナイフでちょこっと刺してあげたらさらに良くなった

という成り立ちです。③から④まで行く流れが私にはちょっとよくわかりませんが、とにかくそういう成り立ちなのだそうです。

つまり鍼は「この人の痛みをとってあげたい」というまごころから始まり、大勢の中国の人たちの手で試行錯誤され、日本に渡った後に独自の管鍼法《かんしんほう》（後述します）が発明されて痛みが極限まで少なくなった、人間の叡智の結晶なのです。

②ではお灸は

お灸はもぐさといわれる植物由来の素材を肌の上に直接、もしくは何か別の物体（一般的には水に濡らした和紙やニンニク、味噌など）を介して置いて火をつけ、温熱効果で健康上の利益を得ようとするものです。簡単にいうと、温泉に入ったときに感じる筋肉がほぐれた、リラックスしたという状態をごく限られた体表に作っている状態です。他にも体表に一瞬強い熱を与え、体内深部の患部に熱を届けて治療効果をもたらす、消炎鎮痛作用等があります。

③なぜ鍼が効くのか

「なぜ鍼が効くのか知っていますか？」と尋ねると、今まで鍼灸治療を受けたことがある方もない方も、結構知らないんです。ざっくり説明すると、鍼が入ってくると身体は「何か異物が入ってきた！」と判断して、筋肉はがんばって鍼を押し出そうとします。

しかしどんなに筋肉ががんばっても鍼は刺さった状態から変わりません。そして筋肉は「あれ、異物じゃなかったかも」と弛緩《しかん》します。そのタイミングで鍼を外すと、カチカチの筋肉が緩んだ状態になるのです。他にも鍼が効く機序は色々ありますが、本書は患者さま向けの入門書ですので割愛します。

④鍼って痛い？

鍼は痛い、お灸は熱いと思っていませんか。

ただ「鍼を身体に刺します」と言われると、大体の方が注射や点滴の針を想像しますが、それらは中を液体が通るので結構太く、外径が０・４㎜から１・６㎜だそうです。対して鍼治療に使う鍼は通常はり師が使う1番０・１６㎜～5番０・２４㎜。よっぽど強刺激が好きな方にしか私は使わない、8番でさえ０・３㎜。いかに細く、刺すのに負担がかからないかおわかりいただけるかと思います。ちなみに、お顔の美容鍼でよく使われる01番は０・１㎜です。日本人女性の髪の毛の太さの平均が０・０８㎜だそうですので、髪の毛よりちょっと太いくらいのイメージです（上記はすべて日本国内の規格です。中国鍼はもっと太いのでここでは除きます）。

そして鍼がさほど痛くないもう一つの理由は、管鍼法という技術が発達してきたことです。人間の肌で一番痛覚が鋭敏なのは表皮のすぐ下なので、大体の方が最も痛く感じるのは「切皮《せっぴ》」と言われる、肌を切る瞬間です。

あなたもきっと経験したことがあると思いますが、注射される時に看護師さんに「はいちょっとチクッとしますよ～」と言われて最初にチクッとされるところが一番痛くて、刺さった後は針を深く入れてもさほど痛くないはずです。もともと鍼が生まれた中国の鍼も、注射もそうですが、人間の手で「せーのグサッ」と刺すから痛いのです。日本の鍼治療で使用する鍼は管鍼法《かんしんほう》といって、管を使ってトントンっと痛いところを一瞬で通過してしまうので、さほど痛くありません。私の患者さんたちでも、「あれ？　もう刺した？」とおっしゃる方が半分くらいいます（ただし痛みの感じ方には個人差もありますし、はり師との相性もありますので、あなたがこちらの半分になるかは体質によります）。

⑤お灸は熱い？

「お灸を据《す》える」という言葉は、悪いことをした人を懲らしめるという言い回しでよく使われます。私も施術中に「ここにお灸を据えたいなぁ」と不用意に発言して、「悪いことをしたみたいね」と患者さまに笑われたことがあります。

そのくらいお灸になじみがない方はお灸を熱くつらいものと思い込んでいることがありますし、年配のおばあちゃまには「子供の頃近所の鍼灸院で親に押さえつけられてお灸やられて、熱かったなー」なんて経験がある方がいます。

たしかに、昔のお灸にはもぐさを肌に直接置いて焼き切る施術もありましたし、わざと火傷をさせて白血球を増やしましょうという施術もあったそうですが、火傷の痕が残りますし、デメリットを超える治療上のメリットがなければあまり選択されません。

現代では台座の上にもぐさを置く、いわゆる台座灸もよく使いますし、肌に直接もぐさを置いても、肌に火が到達する前に止める、知熱灸《ちねつきゅう》という手技をすることが多いです。

今ではお灸は「あったかーい、気持ちいーい」ということがほとんどなのです（治療上熱く感じる施術が必要なこともありますので、絶対ではありません。また体質によってわざとではなく水疱ができたり、軽い火傷状態になったりすることもあります）。

ちなみにお灸に使うもぐさ、漢字で書くと「艾」という字ですが、一体なんだか知っていますか？

実はもぐさの正体はよもぎです。よもぎ団子を作るときに入れる、あのよもぎです。よもぎの葉を集める↓乾燥させる↓石臼でひく↓ふるいにかける↓唐箕《とうみ》（風力を利用した不純物を取り除く器具）にかける、という手順で作られます。

よもぎの葉っぱの裏側にある細かい毛がもぐさに含まれる割合によってもぐさに等級がつけられています。毛の部分だけを集めたものを上級もぐさといい、クリーム色で良い匂いがします。燃焼温度が低く、燃焼時間が短いので、もぐさを肌に直接置いてお灸をする方法に向いています。葉っぱや茎が入った茶色っぽいもぐさを低級もぐさという言い方をしますが、粗悪品というわけではなく、燃焼温度が高く、燃焼時間がやや短いので、肌ともぐさの間に生姜やニンニクを置いて火が肌に触れないように工夫をした間接的なお灸に向いています。

つまりお灸は熱い？　という質問に答えるとすれば

「熱くもぬるくもできるけれど、きゅう師が調整します。現代ではすごく熱い施術はまれだけど、熱いのが嫌いな人はあらかじめ伝えておくとより安心！」となります。

⑥鍼の危険性

鍼って危なくない？　とよく聞かれます。経験のないことが怖いのは自然なことなので、この項目では考えられる鍼の危険性と、回避方法を解説します。

(1) 血液感染

かつて、鍼でHIVやB型肝炎などの血液感染が起きるといわれていたことがありました。昔は使用した鍼を洗浄し、一本一本はり師が研ぎ、オートクレーブと言われる機械で滅菌し、他の患者さまに使っていました。つまり滅菌をできているかどうかは、はり師一人ひとりの技術や真面目さに任されていたため、血液感染が絶対になかったとは言えないでしょう。

しかし今の鍼は完全ディスポーザブル（使い捨て）が主流です。ステンレス製の鍼を工場で製造し、個包装して完全滅菌、患者さまの目の前で個包装を開け、一回で使い捨てします。鍼を入れたときに患者さまが出血することもありますが、まともなはり師なら指サックなり、ビニール手袋なりをしていますので、血液がはり師に触れることもありません。血液感染は起こりようがないのです。

（2）鍼の死亡事故？

スキーを初めて習うときに板を履いてまず転び方から習うように、はり師の卵として鍼灸学校に入ると、まずどこに刺してはいけないか、どうすればより安全かを習います。例えばいわゆる「肩こり」に効くツボとして有名な「肩井《けんせい》」というツボは、湿布のCMでよく見るひし形の筋肉、僧帽筋《そうぼうきん》にありますが、まっすぐ刺すと肺に当たります。肺に穴が開くと空気が吸えなくなるので、もちろん命に関わる重大な事故です（気胸《ききょう》といいます）。そのためはり師は通常、僧帽筋をつまんで肺の上から逃し、体表面を通過するように刺すか、肺に至るほど深く刺さないか、という刺し方をしています。

鍼灸学生時代に先生と、気胸以外でわざと鍼で人の命を奪おうとしたらできるだろうか、と議論したことがあります。もちろん危険性の検証のためです。脳戸《のうこ》（後頭部にあるツボ）の下が延髄《えんずい》だから、某世直し時代劇のかんざしみたいに頭蓋骨を貫通したら……などの意見が出ましたが、直径一ミリに満たない鍼では有効な手法は出てきませんでした。つまり、鍼での死亡事故や重篤な健康被害はほとんど起こらないということです。

（3）後遺症が出ない？

「知り合いが鍼をやったら神経を傷つけられてしびれが残ったって言ってた」と言われることがあります。

ですが「その方、神経が傷ついたって診断はどこの病院でされたんですか？」と聞いてみると、診断はされていなくて自己判断だったりします。もしくは「友達のお嬢さんの職場の方の話」など、かなりの人数を介している場合。そもそも神経は神経鞘《しんけいしょう》と言われる鞘《さや》に包まれていて、傷つけると手酷い痛みがあるそうです。歯の神経を抜くとき麻酔をしますよね。神経を傷つけていたら「後からなんかしびれている感じがする」程度で済むわけがないのです。

ただし、刺激の入り方で筋肉痛のような痛みや、しびれた感じが続く場合はあり得ます。ほとんどは数日で消退しますが、そんなときはびっくりしてやめてしまわないで、次回はり師に伝えてほしいです。

ひょっとしたら鍼が原因で大出血することもあるかも……とおっしゃる方もまれに

います。

人間の血管は心臓―大動脈―動脈―毛細血管―静脈―大静脈―心臓という順でつながっていますが、毛細血管以外の血管は太さも弾性もあるので当たったとしても鍼が負けて、ぷるんと弾かれてしまいます。毛細血管にのみ当たる可能性がありますが、仮に当たったとしても注射をした時のように血が滲む程度、体質によっては青あざになることもありますが、身体の生理的な現象なので医療過誤とは違います。

このように、鍼治療で後遺症が出ることはあまり考えられないのです。

（4）つまり鍼は安全なの？

これまで説明した通り、現代の鍼はほぼ安全です。製造メーカーが長年積み重ねた鍼の製造技術の進歩があり、はり師も安全であるように細心の注意を払っているからです。それでも心配があるときは、ぜひ尋ねていただければと思います。

いいはりきゅう師の選び方？

ほとんどの方には鍼灸になじみはないでしょう。私の受け持つ患者さま方も、「鍼やってるんだ！　試しに受けてみよう！」という感じで受ける方は稀《まれ》です。ぎっくり腰・肉ばなれなど耐え難い痛みがあって「この痛みが取れるなら何でもやってくれ！」という感じで始めて、効果が実感できたし意外と痛くなかったから続けてみるという方が大多数なのです。現代の鍼で危険があることはほとんどありませんが、施術を受ける前、もしくは施術中に少しでも不安を感じるときは何でも質問してください。質問されるのを嫌がる、もしくははっきりした返答をしない場合は良くないはりきゅう師なのでその場で帰りましょう。

知らないこと、怖がることは悪いことではないのです。なじみのない鍼灸を、それでも受けてみようかなと勇気を出して訪れた患者さまに寄り添い、少しでも不安を減らすお手伝いをすることも、はりきゅう師の仕事の大きな一部だと私は思っています。

鍼を入れる・灸を据《す》えるという責任

はり師・きゅう師は専門の学校に三年間通い、国家試験に受かった人だけがなることができます。

鍼の流派は大きく三つに分かれ、三本柱と言われます。

- **いわゆるツボの力を使う、気の流れを整えるといわれることの多い経絡治療**
- **何が原因で身体の不調が起きたのか、掘り下げていく東洋医学式（中医学）**
- **どこの筋肉が痛いからどこに刺しましょうね、という西洋医学式（現代鍼灸）**

の三つです。これに当てはまらない先生もいるでしょうし、複合型の先生もたくさんおられます。また、同じ系列の打ち方でも、はり師によって深さ、位置決めなど千差万別なので、全く同じはり師はいないと言っても過言ではありません。

はり師によって得意不得意があります。ＷＨＯの規定で鍼灸の適応症は七十種以上と言われていますが、私は長らく柔道整復師と組んで治療をしてきましたので、西洋医学式を得意としています。自分の恥を晒すようですが、私は肩が痛い、腰がつらいという運動器疾患には自信がありますが、力及ばず自律神経失調症だと改善が見られるのは八割くらい、耳鳴り、めまいだと五割くらい。循環器系、不妊などは他に得意な先生を探していただくことをおすすめしています。

鍼灸の適応症は腰痛・神経痛のように、バスでたまたま隣に座った人にでも話せるようなことから、インポテンツ・夜尿症・不妊症など、親しい人にもなかなか話せないようなこともあります。私も数年担当している患者さまから「先生実は……」と症状を告白されることもよくあります。そして適応症が多いので結構鍼灸で解決できることだったりします。はりきゅう師は医師や弁護士と同等の守秘義務を持ち、責任と誇りを持って施術にあたっています。もしあなたに身体や心の悩みがあるなら、はりきゅう師にそっと打ち明けてみてほしいのです。

身内びいきのようですが、「悪い」はりきゅう師はあんまりいません。自分に「合う」はりきゅう師と「合わない」はりきゅう師がいるだけです。

鍼灸は直接肌に触れる施術です。技術がどうこう以前に、苦手なタイプの人に触られると緊張しますし、触れ方、息遣い、話す癖、タオルの掛け方ひとつ、言葉にできないような何かが気になってはりきゅう師と合わないということもあるでしょう。不思議なもので、好ましくないと思っているはりきゅう師の施術ってあんまり効かないんです。

何を言いたいかというと、あなたが鍼灸治療を受けたことがあって、もし効かなかったとしても、鍼灸を諦めないでほしいということです。鍼灸が合わなかったではなく、私に合うはりきゅう師ではなかったな、と思って他のはりきゅう師の施術を受けることも少し検討してほしいです。今まで合わなかっただけで、合うはりきゅう師がいるかもしれません。

コラム

接骨院と整体院のちがい

接骨院もしくは整骨院と、整体院は名称が似ているので、混同している方がたくさんいます。

接骨院・整骨院を営んでおられる先生は正式な資格名を柔道整復師《じゅうどうせいふくし》といいますが、三年間専門の学校で解剖学や生理学等をみっちり勉強して、国家試験に合格した人だけがなれます。もともとは柔道整復師という名前の通り、柔道をしている方が骨折や脱臼《だっきゅう》などのケガをしたときに治療をする人という意味合いでした。骨を接《つ》ぐという意味で接骨院です（昔からやっている接骨院では、看板に「ほねつぎ」と書いてあったりしますね）。

接骨院が正式な言い方ですが、法的には整骨院と名乗っても問題なく、今は全身を整えるといった意味合いで屋号を整骨院とされる先生も多くおられます。

よく誤解されることですが、接骨院・整骨院では健康保険が使えますが、適用となるのは骨折・脱臼・捻挫《ねんざ》・打撲《だぼく》・挫傷《ざしょう》の五つのみです。ただの慢性的な肩こりとか、ずっと痛い腰痛などは適用外で、自費診療となります。費用面で不安がある場合は一回いくらぐらいかあらかじめ聞いてみることをおすすめします。症状や今後通えそうな頻度によって変わってきますが、大体の目安を教えてくれるでしょう。

対して整体は民間資格なので、法律に規制される部分が少なく、比較的自由に施術をすることができます。

第6章

鍼灸院に行く際に知っておいてほしい基礎知識

鍼灸《はりきゅう》は基本的には施術者が行います。したがって患者さまであるあなたには心穏やかに施術を受けてもらえればそれでいいのですが、そうは言っても知っていてもらえればもっと治療効果が上がることもあります。この章ではそういったことをまとめます。

鍼灸施術はキャッチボール

鍼《はり》の強さははり師が決めます。鍼の太さ、材質、先端の形状、刺す部位、刺す向きや深さ、刺した後に深さを変えるかどうか、刺さった鍼をどのくらい置いておくか、刺した鍼に電気を通すパルスを使うかどうか、お灸を併用するかしないか……鍼の刺し方には患者さまに見えない部分を含め、無限ともいえるバリエーションがあります。

鍼は弱いと効かないだけですが、強いと痛みやだるさが出ることがあります。ここで問題なのが、適した強さが人によって違うことです。華奢な方よりはがっちりした方のほうが、高齢者よりは若年者のほうが、女性よりも男性のほうが強くしたほうがいいと言われていますが、刺激に強い高齢女性もいますし、とっても痛みに敏感なマッチョ男性もいます。

とても疲れているときに強くし過ぎるとだるくなって嫌になってしまうかもしれないし、少々鍼で痛みが出ようとも、とにかく明日までに動けるようにしてほしい日もあるでしょう。そして施術者には、どの手法がいいか、どのくらいの強さが適切かは鍼を入れるときの手応えや、刺さった鍼に触れた感触、肌の赤み等の目に見える変化しかわかりません。そのため、どうしたらより効果が高いかを知るには患者さまに聞くしかありません。ですのでどんな小さなことでも施術に関わることは教えてほしいのです。

「鍼やったことあるんだけど、むしろ痛くなっちゃってさ」という方の原因の多くは、「効かなかった」と言われることを恐れてはり師が強くし過ぎた、ないしは強さの判定誤りです。私はぎっくり腰で身じろぎひとつできないときや、どうしても外せない仕事で明日動かなくてはいけない等の緊急時を除けば、弱めから始めて三回程度をかけてだんだん強くしていき、その方に合う強さを探す方式にしていますが、一回で効果を出すためにわざと強めにするはり師もいるでしょう。そちらのほうが効く患者さまもいるかもしれません。鍼をやってむしろ痛くなった場合は、そこであきらめてしまわず、できれば次回はり師に伝えていただきたいです。

また、痛みの原因と直接関わらないことも教えてもらいたいです。例えば

月経中だからあまりズボンを下げないでほしい
古傷があるから足首を触られると痛い
痛いわけじゃないけれど、何となく身体がだるい
エアコンの風が当たると体調を崩すから配慮をしてほしい……など

病歴・ケガ・アレルギーの有無・糖尿病や骨粗しょう症などの症歴、服薬の有無など、通常問診で聞いているはずですが、プライバシー等様々な配慮で聞いていないこともあります。必要かも？　と思う追加情報があればぜひ教えてください。

「効かなかった」も大事な情報

「効かなかった」と言うとはりきゅう師が傷つくかもしれない、と考えるとっても優しい患者さまが結構います。しかしはりきゅう師もプロですのでそんなお気遣いは無用です。効かなかったらぜひ教えていただきたいです。前項のように、鍼には多くの技があります。「効かなかった」という場合は他のアプローチを粛々と検討するだけなのです。

ちなみに痛い以外にも、「痛くないけど刺された後何となく嫌だなあ」という鍼もダメな鍼なので、ぜひ術者に伝えてください。まともな施術者でしたらカルテに記載して、どんなツボにどのような鍼をしたか後で参照できるようにしています。鍼灸の施術は、こうしたら効いた・もしくは効かなかった、じゃあこうしようと患者さまと施術者の二人三脚で作り上げていくものなのです。

コラム

健康補助食品・サプリメント

施術中に「ヒアルロン酸ってどうなの？」「膝にコンドロイチンってどうなの？」「サメの軟骨は？」「お肌にコラーゲンが」とよく聞かれます。それに対する私の返答は毎回「効いたと思うのなら続けていいと思いますよ」です。古来から言われるプラシーボ（プラセボ）という効果で、効いたような気がする、というのも大事なことです。

しかしながら、膝の軟骨にグルコサミンとかコンドロイチンとか、サメの軟骨成分とか、そもそも膝の軟骨には血管が通っていないのに有効成分がどうやって軟骨まで行く設定なのか（整形外科で直接注射している場合はその限りではありません）。私を含め、世の女性はコラーゲン含有《がんゆう》を標榜《ひょうぼう》する商品が大好きですが、コラーゲンとはタンパク質の一種なので、経口摂取して胃で消化された時点でただのアミノ酸（タンパク質を一段階分解したもの）になるはずです。筋肉にも血液にも使われる大事な成分が最優先にただ外皮を覆うだけの皮膚に使われるかは甚だ疑問です。世には多くの健康情報や宣伝がありますが、自分の基準で何が正しいのかを選別することはとても大切です。

第7章

東洋医学と西洋医学

東洋医学って知っていますかと聞けば、漢方だよねってくらいの認識の方が多いと思います。この章では鍼灸治療の土台となる東洋医学について主に説明します。

ちなみに、西洋・東洋と書いているので相反するもののように感じるかもしれませんが、普段なじみのある西洋医学と比較するとわかりやすいためにそう表現しているだけで、けっして対立するものではないと強く申し添えます。

東洋医学はあやしくないよ!

鍼灸は「気の流れを整える」と言ったり「腎の中に気が溜まっていて……」と言ったりして、「胡散臭《うさんくさ》い」「あやしい」と思われがちです。

しかし現代医学に照らし合わせても、ツボの並び(経脈《けいみゃく》・絡脈《らくみゃく》)の一部は神経系の走行とほぼ一致していたりします（例えば手の少陰心経は尺骨神経とほぼ同じです）。

鍼灸治療に胡散臭い感が出てしまうのは、東洋医学の概念を使っているからというのもあると思います。「身体の中をエネルギーを含んだ赤色の血《けつ》という液体が流れていますが、血液と違います」と言われたら「じゃあなんなのそれ？」と思うでしょうし、「体の中には三焦《さんしょう》という見えない臓器があります」と言われれば「そんなわけあるか！」と思うでしょう。よくわかります（いまでは三焦とは食物を消化吸収しエネルギーを取り出し残りかすを排泄する、という一連の機能を指すといわれています）。

しかし、東洋医学とはまじないの類ではないし宗教的なものでもありません。人間が、気候・時間・動物・植物、その他存在するありとあらゆるものを二つ、ないしは五つに分類し、こうしたほうが元気で楽しく暮らせますよ、とまとめた学問であり生活の知恵の集合体のようなものです。東洋医学は、はり師・きゅう師を目指す学生ですら三年間をかけて学ぶものですし、専門書もたくさん出ている奥深いものですので、ここでは東洋医学のほんのひとかけらずつをご紹介して、へえ〜そうなんだと思っていただければと思います。

本治と表治

本治《ほんち》と表治《ひょうち》という考え方があります。表治とは、具体的な症状に対して治療をするということで

・咳が出ているから咳止めの薬を処方する
・痛みがつらいから痛み止めの注射をする

という西洋医学に多い考え方です。対症療法ともいいます。咳が出ているから咳止めの薬を処方するのは、原因が風邪でも喘息でも同じです。

一方、原因があるから症状が出るため、おおもとの原因を取り除けばつらい症状が緩和できるでしょ、というのが本治法です。例えば東洋医学では身体の水分が多過ぎることを湿《しつ》、それが溜まってしまった状態を痰飲《たんいん》といいますが、これが原因で重だるさ・関節の動かしづらさ・お腹の張り・咳・むくみ・下痢などの症状が出るとされて

います。この場合は体内の循環の低下、腎臓の疲れなど、水分代謝が悪くなった原因を取り除くことによって症状を緩和します。東洋医学に多い処置法です。

しかし西洋医学だから表治法、東洋医学だから本治法というわけではありません。症状のおおもとを取り除く処置をする医師の先生もおられるでしょうし、私ははりきゅう師ですが表治法のほうが得意です。

ツボとは

ツボとは正式には経穴《けいけつ》といいますが、ここを押したらなんかいいことあるよ！　という体表面の一部分を指します。

例えば肩こりに効く肩井《けんせい》や肩外兪《けんがいゆ》は肩こりの原因となりやすい僧帽筋という筋肉の上にあり、表治法に使われるツボです。

腎兪《じんゆ》は腰にありますが、これは本治法で頻尿・気力の衰えなどに使われます。しかし腰痛の緩和のために表治法でも使います。

WHO（世界保健機構）の認定ではツボは三百六十一個、そのうち左右対称のものが三百九個、身体の中央に沿って一つしかないものが五十二個なので全身で六百七十個あります。

WHOの規定にはありませんが、はりきゅう師が各々の経験により発見・応用しているツボもあります。例えば首の後ろにある風池《ふうち》というツボはもう少し上の方が効く場合があり、俗に上風池《かみふうち》と呼ばれています。そのようなツボを含めると数千個あるともいわれています。

ツボの中には特定の症状に効く特効穴《とっこうけつ》といわれるツボもあります。

例えば顔面の症状の緩和に使われる合谷《ごうこく》というツボは親指と人差し指の付け根にあります。腰痛の特効穴は委中《いちゅう》と言って膝の裏側にあります。症状の出ている部位と特効穴は離れていることがあり、患者さまの不信感を招く原因になりがちです。

ちなみに神闕《しんけつ》というツボはおへその中にあり、すぐ下が腹膜なので禁鍼禁灸穴《きんしんきんきゅうけつ》といい、鍼もお灸もしてはいけない、ただのランドマークなだけのツボです。

足つぼマッサージという看板を街中でよく見かけますが、あれはリフレクソロジーという技術で、鍼灸治療とは違います。結構驚かれますが、足裏にはツボは二つ（左右で四つ）しかありません。ツボというほうがわかりやすいため、足つぼという表現になっているそうです。

陰陽論《いんようろん》・五行説《ごぎょうせつ》

陰陽は、世界を大きく二つに分け、相互作用や変化を規定したものです。例えば女性が陰・男性が陽、夜が陰・昼間が陽、お腹側が陰・背中側が陽です。私は女性なので女性が陰といわれるとモヤッとしますが、女性のほうがもろく男性のほうが強い、昼間は活動的で夜は休む、となれば陰陽は何となく納得できるような気がします。

何でお腹が陰なの？　と思うでしょうが、人間がもっとお猿さんに近い姿で四本足で歩いていた頃、太陽の光が当たる背中側が陽、影になるお腹側が陰と決められたと言われています。

五行説は何かというと、この世の森羅万象を木・火・土・金・水の五つのグループに分類して、相互関係から治療しましょうという理論のことです。陰陽に比べればやや身近で、見知った表現がたくさんあります。五臓六腑に染み渡る～などの表現で使われる五臓《ごぞう》は中身が詰まった臓器【肝・心・脾・肺・腎】のことで、六腑《ろっぷ》は中身が空っぽの袋状の臓器【胆のう・小腸・胃・大腸・膀胱・三焦《さんしょう》】です。陰陽でいうなら五臓が陰で六腑が陽です。

五季は【春・夏・長夏《ちょうか》（梅雨）・秋・冬】、五味は【酸・苦・甘・辛・鹹《かん》（塩からさ）】、他にもたくさんあります。五方【東・南・中央・西・北】なんて、麻雀をやる方にはなじみのある並びですよね。

他にも東洋医学で花粉症は肺の疾患なので湿が溜まると悪化しやすいため、湿の原因になるお酒や甘いものが良くないといわれますが、現代医学でもその二つは花粉症に良くないと指導されることがあるそうです。

東洋医学は顕微鏡どころか解剖もままならない古代中国で生み出されたものですが、現代の私たちに照らし合わせても、なるほどなあと思いませんか？

医師を信じることも大事

「○○の病院の先生はヤブでさ」と気軽に言う方はたくさんいます。でも、医師の先生にしかできないことはいっぱいあります。

レントゲン、血液検査、開腹手術、そして診断。ここでは診断の話をします。

うちの鍼灸院では、血液検査の結果の用紙を持参した患者さまに「先生これってどういう意味？」と聞かれることがよくあります。

「その紙をもらう前後でお医者さんの問診がありませんでした？」と聞くと「あったけど聞きづらいじゃない？」などと言われます。医師の先生より私たちのほうが話しやすいとおっしゃるほど信頼していただけるのはとても喜ばしいことですが、我々を含め、医師以外の医療専門職は「診断」をすることができません（なので前記のように聞かれると「一般的には○○の値が高いと□□が疑われるといわれています。基準値はその紙の裏を見てください」と言うのがせいぜいです）。

鍼灸院や漢方薬局でも脈をとられたり、舌を見られたり、お腹を触られたりするので診断されていると思われがちですが、こういう身体の状態の人はこういう支障が出やすいという傾向に当てはめているだけで、診断とは違います。

はりきゅう師のはしくれとしては鍼灸を信じてくれるのはすごく嬉しいですが、鍼灸しか信じない（医師を信じない）のは悪です。

たしかに歯痛に効くと言われているツボ、てんかんに効くと言われているツボなども存在はします。しかし歯が痛ければ歯医者に行くべきですし、予期せぬ痙攣《けいれん》があったら医師に相談して脳波の検査を受けるべきです。

今は漢方を取り入れている医師も多くおられますし、当院を紹介してくださる医師もいらっしゃいます。病院に行くと「年だから仕方ないね」「体質だから付き合っていくしかないよ」と言われた症状を鍼灸で緩和したり、何科にかかっていいかわからないという患者さまに、「めまいならまず耳鼻科に行きましょう」などと助言したりすることもあります。西洋医学と東洋医学は対立するものではありません。処方薬は信用できない、鍼灸はうさん臭いとどちらかに偏ることなく、お互い補完し合うものであってほしいと思います。

コラム

東洋医学こぼれ話

❶中庸《ちゅうよう》

東洋医学では中庸が良いとされています。これはものごとのちょうど真ん中が一番良いよ、という考え方です。

外気が暑ければ熱を出し、寒ければ風邪をひく。身体の中の水分が少な過ぎれば脱水症状を起こし、多過ぎれば重だるさを感じる。多くても少なくても異常を起こしやすいので、真ん中あたりを目指すと健康でいられるよ、ということです。

出っ張ってもへこんでもいない、熱くも冷たくもない、痩せても太ってもいないというものがいいのです。これは別に私が細くないから、細い女性が良いとされている現代に抵抗したいわけではありません。中庸です、中肉中背が良いのです。

❷女性は七の倍数、男性は八の倍数

一時期漢方のＣＭに使われていたフレーズなので、覚えている方もいるかもしれません。女性は七の倍数、男性は八の倍数の年齢で体の変調をきたしやすいという東洋医学の教えです。例えば、女性は七の倍数の十四歳頃に初潮を迎え、五十六歳頃に閉経する、という感じ。現代医学でも更年期障害の発症は五十五歳頃の閉経の前後五年、と言われるのでほぼ同じくらいですね。もちろん個人差が大きいので大体の目安です。

❸脳漏《のうろう》

古代中国では、鼻水は脳漏と言われ脳みそが溶け出して鼻から流れ出ていると信じられていたそうです。花粉症の身としては、こんな量の鼻水が出ていたら頭ん中空っぽになってるわ！と毎年思うのですが、たしかに風邪でも花粉症でも、鼻水が出ている時って脳が溶けていると言われても納得するほど朦朧《もうろう》としますよね。

❹骨の余り・血の余り

東洋医学では爪は骨余《こつよ》、髪は血余《けつよ》という言い方をします。骨を作って余った分で爪を作り、血が余ったら髪ができる、つまり余らなかったらできないわけです。爪も髪も身体の表面近く、外装部分なわけですから、身体の中身より優先されるわけがないのはわかると思います。骨折してギプスをしている側の爪が全然伸びなかったなんて経験をたまに聞きます。

ところで私は美容鍼もやりますし、頭皮の状態をチェックすることもよくあります。あくまでも私の経験上ですが、髪の毛の量に心配がある方は頭皮の薄い方が多いです。頭皮をめぐる血が足りていないのです。健康な方の頭皮は厚みがあってぷりぷりしています。

なので、頭の上のにぎやかさに不安がある方、髪が細くなってきたなと思う方は頭皮をぐっと押すようにマッサージしてあげると良いです。将来の髪質が良くなるかもしれません。鍼灸院が近くにあれば、頭に鍼を刺す頭皮鍼もおすすめです。

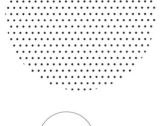

第8章

おうちでできる
セルフ鍼《はり》・お灸&ストレッチ

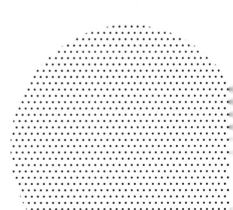

鍼灸といえば専門家にやってもらうものと考える方も多いでしょう。鍼灸は医療行為なので、業《なりわい》として鍼灸治療をする場合は、国家資格のはり師・きゅう師免許もしくは医師免許が必要です。「業っていうならお金を貰わなきゃいいんでしょ」というわけではないので、自分で自分にやる以外は免許がなければやってはいけません。この章では自分もしくは家族とできるセルフケア鍼灸についてじっくり説明します。

鍼のセルフケア

①体表への刺激が効果的な症状もある
②セルフケア向けの製品もある

③**ほぼ安全**

順に説明していきます。

①体表への刺激が効果的な症状もある

そもそも鍼が効く機序《きじょ》としては、「なぜ鍼が効くのか」(98ページ)の項目で記述した筋肉にアプローチをする、穴性《けっせい》(ツボの力を使う)の他に、体性内臓反射というものがあります。

ざっくり説明すると、皮膚の表面に受けた刺激が身体の中にまで影響を及ぼす、というものです。細かいメカニズムは省きますが、皮膚の表面に刺激をしたことで、その下の筋肉が弛緩するという作用が起こります。擦《こす》る鍼(擦過鍼《さっかしん》)やローラー鍼《しん》など、はり師が使う鍼の中にも皮膚の中に挿入しない鍼があるくらいです。

セルフケア向けの製品はほぼテープ式です。したがって数日間貼ったままにしておくことができます。弱い刺激を長時間受けるほうが効果的、という方にもよく効きます。

②セルフケア向けの製品もある

世の中には「鍼」と標榜《ひょうぼう》する製品は多数ありますが、どれが医療機器に該当するか知っていますか？　はり師の使う長い鍼（豪鍼《ごうしん》）はもちろんそうですが、小さな鍼がテープに固定された形状のものも、身体の中に入るものはすべて一類管理医療機器です（手術用メス、点滴の針などと同じ）。テープ式のものは扱いやすいのでセルフケアで使っていいと誤認している場合がありますが、小さくても体内に入るので、医家《いか》（医師とはり師）向けです。

しかし「鍼」と標榜していても一般の方が使用して問題ないものもあります。鍼の有名メーカーが作っている丸いテープの中央に樹脂や金属の突起がついた製品です。身体の中に入らないので自宅でのセルフケアに使えます。

③ほぼ安全

セルフケア向けの鍼はテープで貼るだけなので、出血もせず、一人暮らしの高齢者でも安心して使用することができます。

体質の影響をほとんど受けないことも魅力です。第6章で適した鍼の強さは患者さまの体質によって変わると言いましたが、強い刺激を好む方もいれば、強い鍼を受けると痛みやだるさが出る方もいます（鍼あたりと言います）。セルフケア向けの鍼はテープでペタっと貼って圧迫刺激をするだけなので、専門の知識がない方でも、「強過ぎる」ことによって悪影響を受けることがほぼないのです。弱過ぎて効かないと思った場合は鍼灸院の施術を検討してください。

●テープ式鍼の正しいやり方

はり師が施術する場合には、鍼の選定、深さ、刺す方向など、検討する項目は多岐にわたるのですが、セルフケアの場合はシンプルに

・肩こりなどでコリを感じるところ
・第4章の部位別の痛みで記述した、ここをマッサージしましょう！　のあたり

に貼るといいでしょう。

基本的にはパッケージ通りに使ってもらえればいいのですが注意点をいくつか。

◆一日を目安に外す

弱い刺激なので、いつまでも貼っている方がよくいます。テープの貼付部分がかぶれたり、圧迫されている部分が色素沈着を起こす可能性がありますので、お風呂の後に貼り、次のお風呂の前に外しましょう。また、かゆみを感じた場合はすぐに取り去るべきです。無用な肌トラブルを予防することができます。

◆忘れない

セルフケア向けの鍼は、使用中に違和感を感じないように、大きさや材質にメーカーさんが工夫を凝らしています。

そのため、うっかり貼っていること自体を忘れてしまうことがあります。特に自分では見えない位置の取り忘れが起きます。鍼灸院に通う習慣がある方は私たちが見つけて「いつ貼ったものですか？　じゃあ長過ぎるので取っておきますね」と外すこともできますが、セルフケアだとそうもいきません。

貼ったときに肩に何個、肘に何個とメモを取っておくと良いでしょう。

お灸のセルフケア

①そもそも筋肉の硬さは冷えが原因の場合がある
②お灸には血液を集める作用がある
③セルフケア向けの製品もある

順に説明していきます。

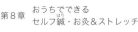

①そもそも筋肉の硬さは冷えが原因の場合がある

現代人は便利さを享受しているがゆえに常に冷えています。冬はもちろん外気が寒いですし、屋内に入ると暖房がかかっていて汗ばんでしまい、その状態で外に出るからなおさら寒い、ということはよくあります。夏は夏でキンキンにエアコンのかかった部屋でむしろ寒い思いをすることも多いでしょう。スーパーや銀行に入ったときに寒過ぎて身震いすることもありますよね。筋肉は冷えると凝り固まってしまう性質があるため、お灸で温めることによって筋肉がほぐれ、コリが解消することがあります。

②お灸には血液を集める作用がある

「第4章　痛くなる部位別、痛みの原因と対処」でも記載しましたが、筋肉のコリ、痛みは筋肉を動かさなかったことによる血行不良が原因のこともあります。お灸には毛細血管を広げ、血液を集める作用があります。痛みや重だるさの原因が血行不良だった場合は改善を期待できますし、身体の中の老廃物や栄養を運んでいるのは血液なので、血流が増えることによって不調が解消されます。

③セルフケア向けの製品もある

お灸の項目で説明しました、よもぎの毛を加工しただけのもこもこ状態のもぐさを散りもぐさと言いますが、通常きゅう師が指で丸めて米粒くらい〜親指くらいのサイズの小さな三角形の形に成形し、肌の上に載せます。散りもぐさを使用するお灸は、プロがする分には調整ができて便利なのですが、成形する硬さや大きさによって火力の強さが変わることと、肌に接着するわけでもないので脱落して火傷をする危険性があるため、一般の方が自分でやるセルフケアのお灸には向いていません。

そこで、お灸を自分でやるのに適した製品があります。薬局でも販売されている、セルフケア用のお灸です。

台座の上に和紙でくるまれたもぐさを載せているので肌に火が触れませんし、台座の接着面を肌に張り付けるので脱落する不安もありません。

基本的にはパッケージや、取扱説明書に書いてある通りに使ってもらえればいいのですが、注意をいくつか。

●一度指先に張り付けてから着火する

肌に張り付けてから着火しようとすると、

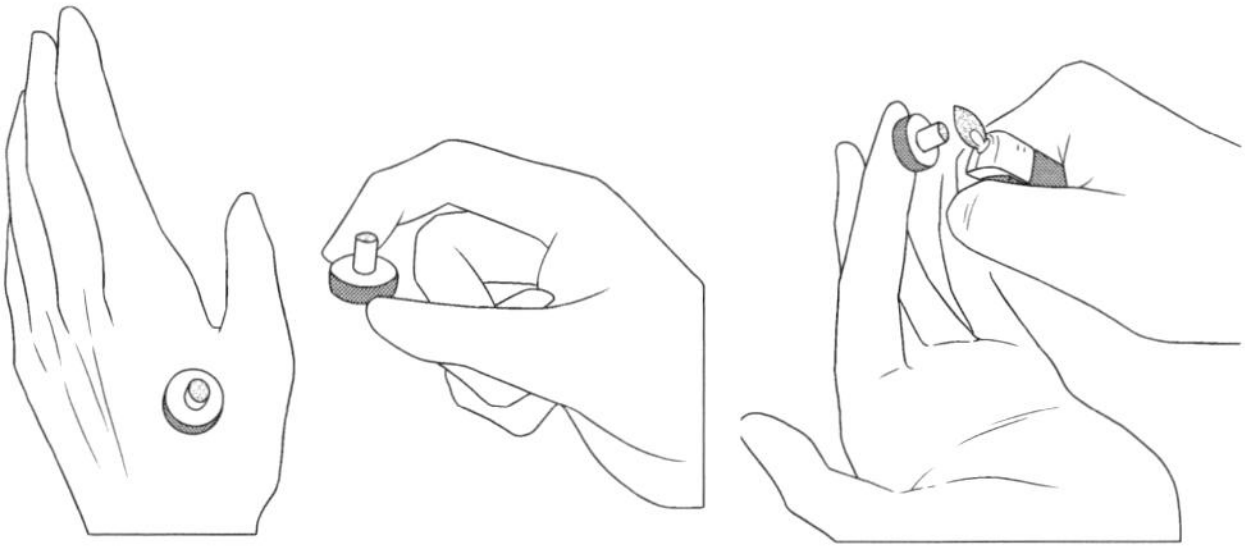

ライターの火が肌に触れて火傷したり、体毛を焦がしたりするリスクがあります。セルフケア用のお灸は台座の側面を持つと火がついていても安全に移動させることができますので、ライターを持っていないほうの手の指先に張り付けて、着火してから目的の位置に移動しましょう。

●見えない位置には自分でしない

背中や腰、ふくらはぎなど自分からちゃんと見えない部位は自分でお灸をしてはいけません。私の患者さまでも、自分でお腹にお灸をしようとして置いた位置がたまたま帝王切開の痕《あと》の上で熱さに気づかず、火傷してしまった方がいます（深い傷痕は瘢痕《はんこん》化といって、普通の皮膚と違い熱さを感じにくいことがあります）。

自分で見えない位置にお灸をしたいときは、我々きゅう師にお任せください。

●あったかくて気持ちいいまでにとどめておく

熱いほうが効くでしょ！　と熱いのを我慢してしまうと、火が肌に触れていなくても低温火傷になる可能性があります。また、お灸には血を集める作用がありますので、熱過ぎると血を集め過ぎてかゆみが起きてかき壊したり、別のトラブルになったりする場合もあります。きゅう師がやる場合は治療上必要があってわざと熱めにすることもありますが、それはプロの経験に基づいてリスクとメリットを天秤にかけて判断しているのです。自分でやる場合は「あったかーい」から「熱くなってきたな」の間にとどめ、あちちっとなったら取り去るか、他の部位に移動しましょう。

●お灸の正しいやり方

きゅう師がする場合はツボの力（穴性《けっせい》といいます）を使って治療するなどありますが、ご家庭でする場合には

・痛みやだるさを感じるところ
・押したとき気持ちいいと感じるところ

に置くといいでしょう。

ここで注意が必要なのは、打撲や打ち身があるところやズキズキする痛みの場合はお灸の血液を集める作用によってより悪化することがあるということです。

ストレッチ——ストレッチの基本的な考え方

ストレッチしましょうね、と言うと真面目な方はだいたい、グイグイ力を入れてがんばってやろうとします。実はそれってすごく効率が悪い、もしくは逆効果のことが多いんです。

関節を曲げる、もしくは伸ばすという動作は、関節をまたぐようについている筋肉が縮んで発生します。自分で動いている時点でどこかの筋肉が縮んでいる状態です。縮んだ筋肉を伸ばすということは難しいので、自分でストレッチするのは効率が悪いのです。そのため、ストレッチは自分が脱力して誰かにやってもらうペアストレッチがベストですが、毎日誰かにお願いするのはなかなか難しいので、自分で伸ばしやすい方法をご紹介していきます。

ちなみに、皆さまストレッチというと、ほとんどの方が体育の授業の前にやったイメージで反動をつけてぐいぐいやろうとしますが、あれはこれからする運動のために筋肉のエンジンをかける準備運動です。

セルフケアに必要なのは柔軟性を高めるための整理運動なので、じわじわとゆっくり伸ばしていって「ヒイィィ伸びてる気持ちいいィィ〜」というところでキープしましょう。痛いと思ったらやり過ぎです。

この痛みにはこれ！ というストレッチは第４章の各疾患のところでまとめていますが、この項目では痛みが出る前に、予防に効果的なストレッチをまとめています。忙しい現代をがんばって生きるあなたのために、一つの運動でいろんなところに効果がある欲張りセットをご用意しました。

おうちでできる簡単ストレッチ

①パワー背伸び

立った姿勢で両手を上げて、ぐぐーっと自分の限界まで背伸びをしてみましょう（頭のてっぺんに糸がついていて、ぎゅーっと上に引っ張られるイメージで）。

そこからかかとを付けて両手を下ろします。その姿勢が本来の正しい姿勢です。肩こり予防にも効果的ですので、隙間時間にやってみましょう。

【この運動が効く理由】

思いっきり背伸びをしてから気をつけの姿勢をすると、背中や腰の丸さを矯正できますし、両手をあげると無意識に両方の手のひらを同じ高さにするため、自然と肩の高さが揃います。そのためきれいなまっすぐの姿勢をとることができます。

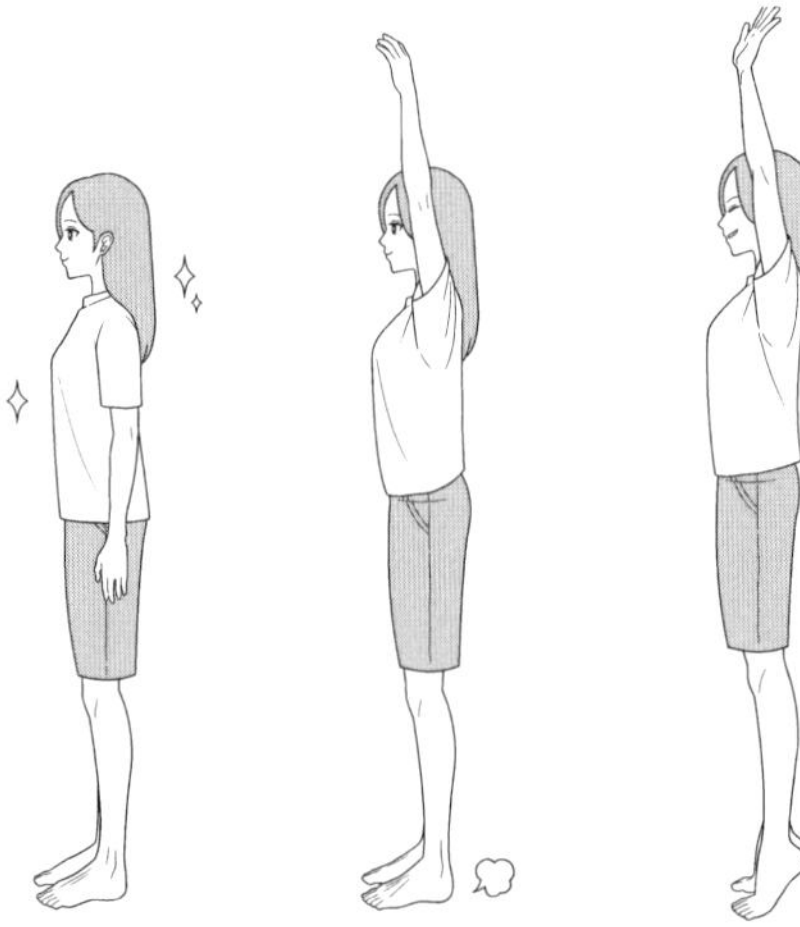

②体側伸ばし

左足の前に右足をつきます（バランスを崩してぐらついてしまう人は仁王立ちでもOK！）。

両手をバンザイして、頭の上から右手で左腕の手首より少し肘側をつかみ、ぐぐーっと引っ張りながら右側に身体を倒しましょう。最初の姿勢に戻り、右前にも伸ばします。肩の後ろの筋肉が気持ち良く伸ばされていることを感じましょう。がんばり過ぎると疲れるので、左右それぞれ一回十秒から二十秒くらいやりましょう。

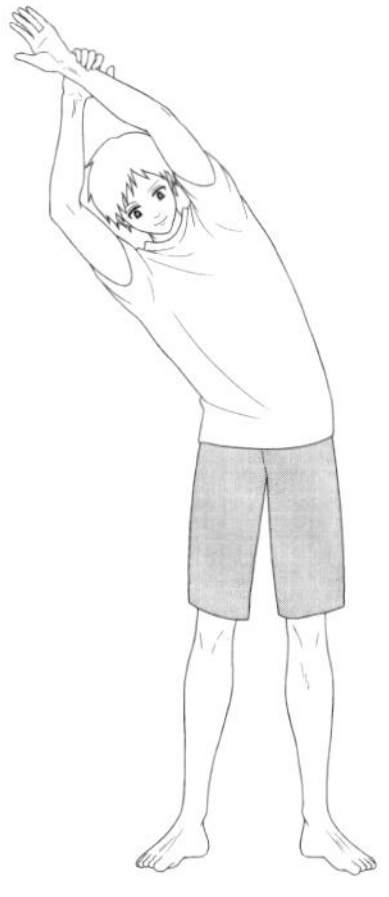

【この運動が効く理由】

普段なかなか伸ばさない身体の側面のストレッチにもなりますし、身体の左右の姿勢のゆがみを軽減できます。

肋間神経痛の予防にもおすすめです。

③首筋伸ばし

両手の指を頭の後ろのやや高い位置で組みます。首と肩の力を抜いて、手の重みだけで首を前に倒します。

そのまま三十秒キープ！　一日二回くらい、もしくは首や肩に疲れを感じたときにやりましょう。

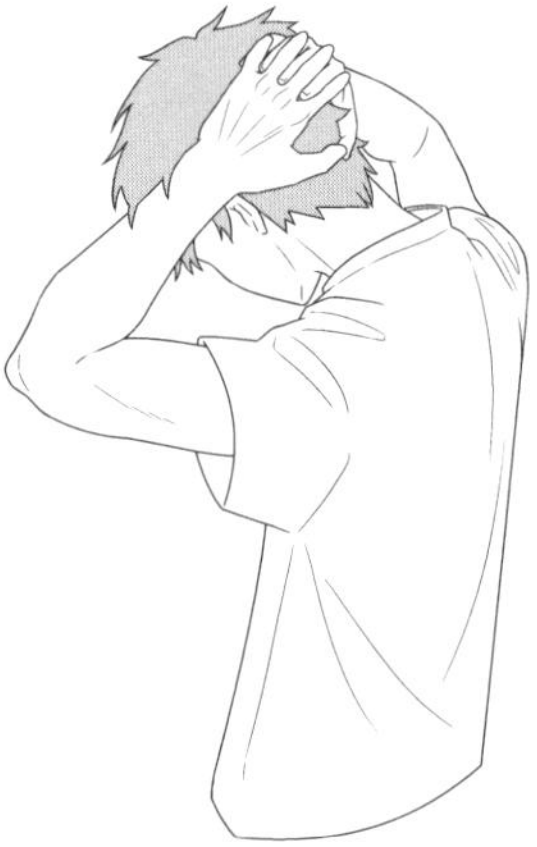

【この運動が効く理由】

首の後ろの後頭筋、背中に続く僧帽筋、脊柱起立筋など、首・肩のこりの原因になりがちな背中側の筋肉全般がよく伸びます。

④首横伸ばし

右手を頭頂部から回し左耳の少し上に置きます。

首と肩の力を抜いて、右手の重さだけで首を右に向けて倒します。

そして右手をやや後ろにずらし、今度は右前に向けて倒します。それぞれ三十秒キープ。

首に力が入っていたり、無理やり強くやったりすると、寝違えに近い状態になることがあります。必ず力を抜いてじんわり伸びて気持ちいいくらいの強さでやりましょう。逆側も同様にやります。

【この運動が効く理由】

首が痛いなあ、重いなあというときに自然とやる運動は、首を前後に倒したり、ぐるぐる回したりだと思います。それももちろん効果がありますが、この運動だと、首側面の斜角筋・胸鎖乳突筋、後面の僧帽筋・頭板状筋・肩甲挙筋など首を支える筋肉がよく伸びます。

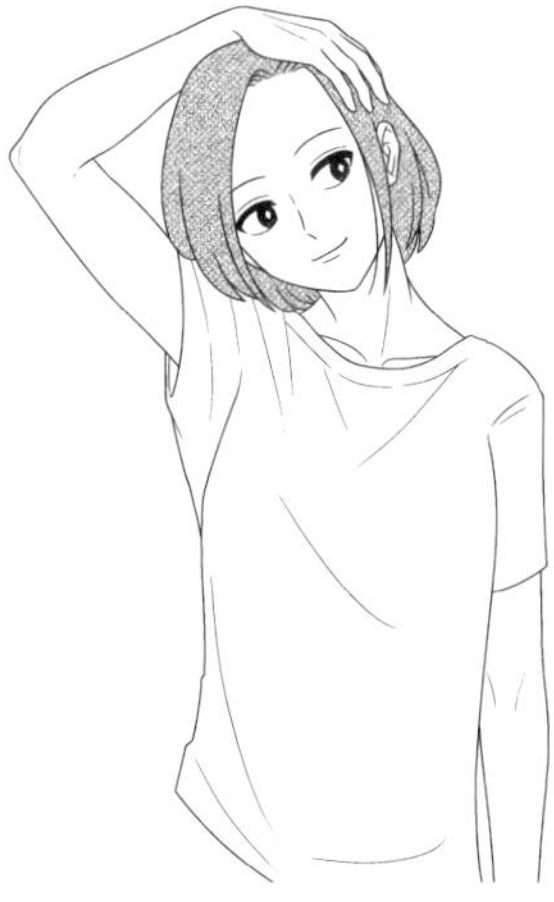

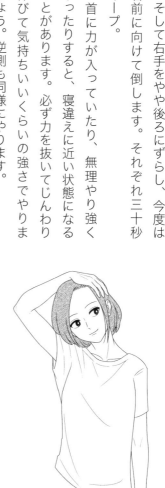

⑤大胸筋ストレッチ

家の中のどこか手近な角を見つけ、イラストのように左手をつきます。

腕と肩の力を抜いて、右側に腰からひねります。胸の前から腕がぐぐーっと伸びて気持ちいいくらいのところでキープ。逆側もやりましょう。

⑥大胸筋ぐりぐり

両手でグーを作り、①鎖骨の下あたり、両胸の間の胸骨より少し外側、②肩関節の前面の肩関節より内下方あたり（女性はバストと脇の間のあたり）をぐりぐりーっと押します。気持ちいい〜痛気持ちいいくらいの強さで。入浴中、トイレ中など、毎日する

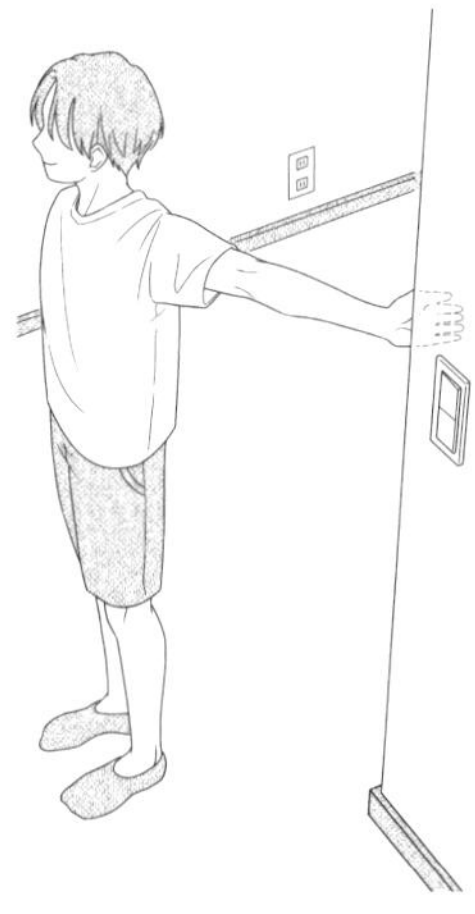

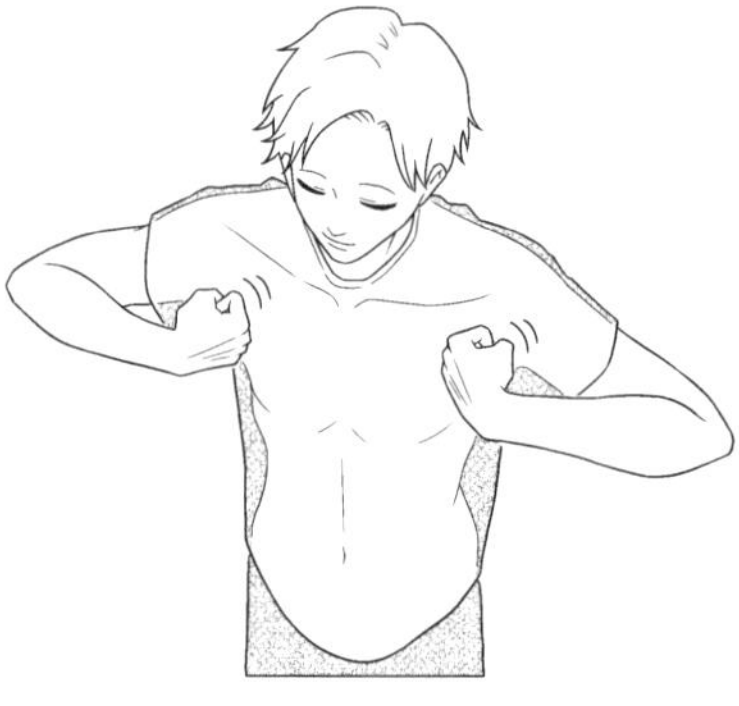

ことセットにして、なるべく毎日の習慣にしましょう。

【この運動が効く理由】

(⑤⑥共通) ペンで紙に書く、パソコンで打ち込み作業をするなど、肩こりの原因になるとされる姿勢は大体肩が内側に入る巻き肩状態です。この姿勢で長時間いると大胸筋という胸の大きな筋肉が凝り固まります。巻き肩状態になると背中の上部にある僧帽筋が縮まって、元の姿勢に戻そうとがんばるため、肩こりが発生します。つまり、風が吹けば桶屋が儲かる方式ですが、胸の筋肉をほぐしてあげることが肩こりの解消に効果的なのです。また、体質によってはバストアップにつながることもあります。

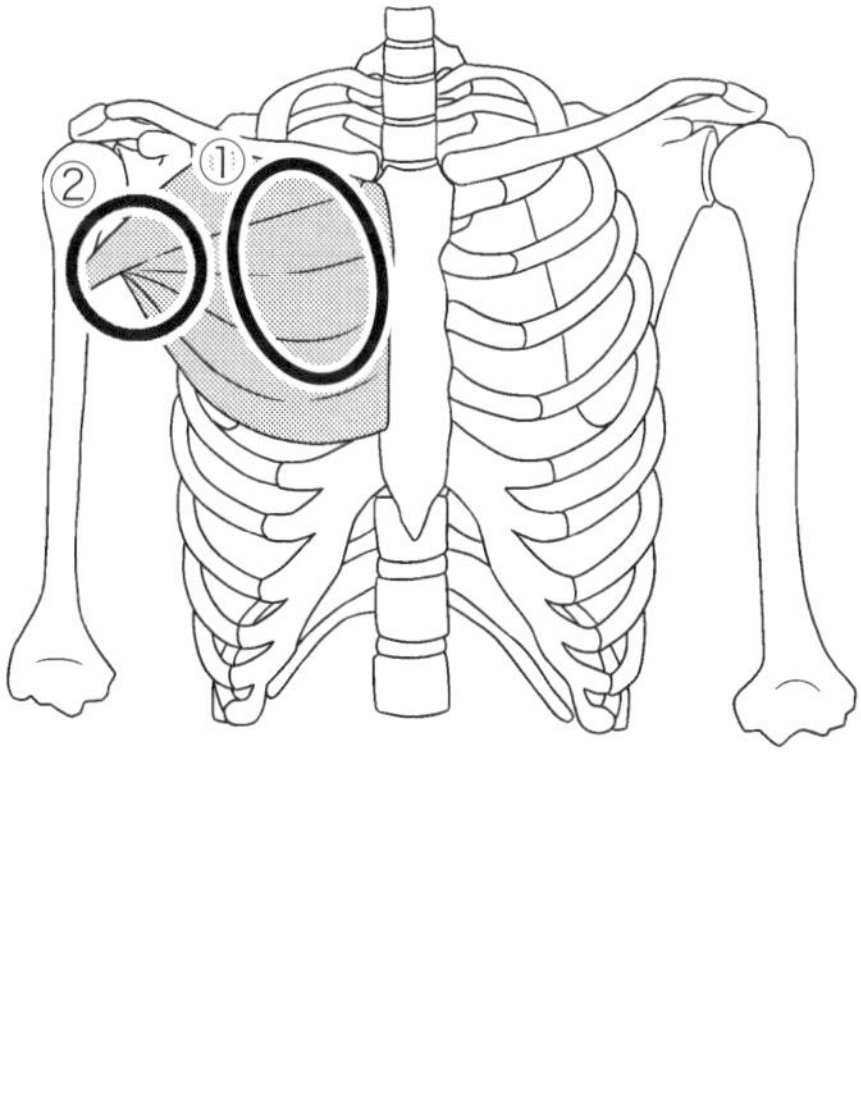

⑦肩甲骨を動かす！

肘を曲げて、肘で大きく丸を描くように、ゆっくり後ろ向きに回します。

【この運動が効く理由】

肩こりは首の付け根あたりだけでなく肩甲骨の動きが悪いことが原因で起きることがあります。

普段やりがちな両手を伸ばしてぶんぶん振り回すように肩を回す運動をすると、肩関節周りがメインで動いてしまってうまく肩甲骨周りが動きません。肘を曲げてゆっくり回すようにすると、肩甲骨や前鋸筋《ぜんきょきん》、三角筋など、普段動かしにくい筋肉を効率的に伸ばすことができます。肩まわりの血行が良くなって、肩こりの解消にも効果があります。

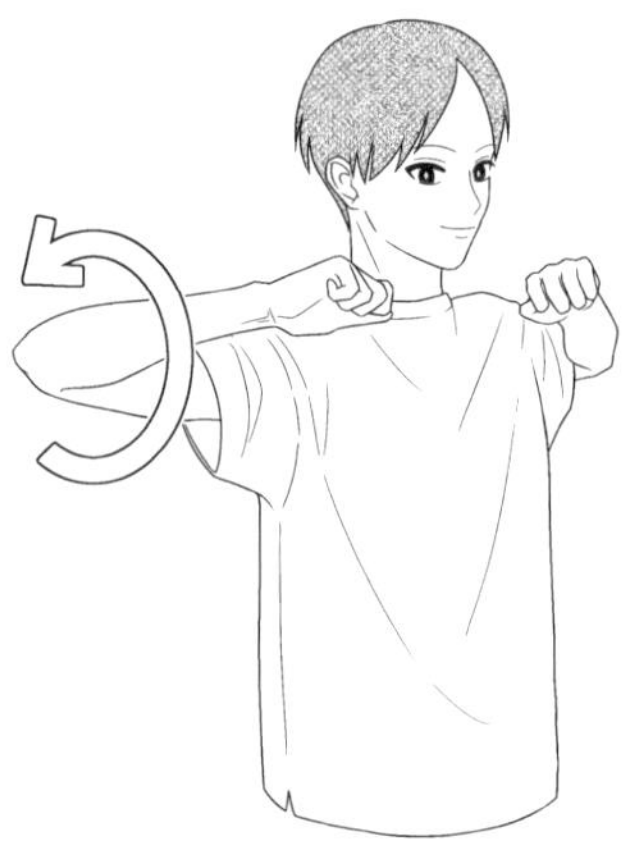

⑧肩の後ろ全部伸ばすセット

右腕を前に伸ばし、肘の少し下あたりに左腕をかけます。右の腕から肩に力が入らないように気を付けながら身体ごと左下にひねるように伸ばします。

【この運動が効く理由】

体育の授業でやったストレッチの進化版です。

これまでのストレッチだと、肩関節の後ろ側の筋肉だけしか伸びませんでした。

巻き込むように捻りながら伸ばすと、背中から肩甲骨周りの筋肉、肩関節の後ろあたりの筋肉までいっぺんに伸びます。

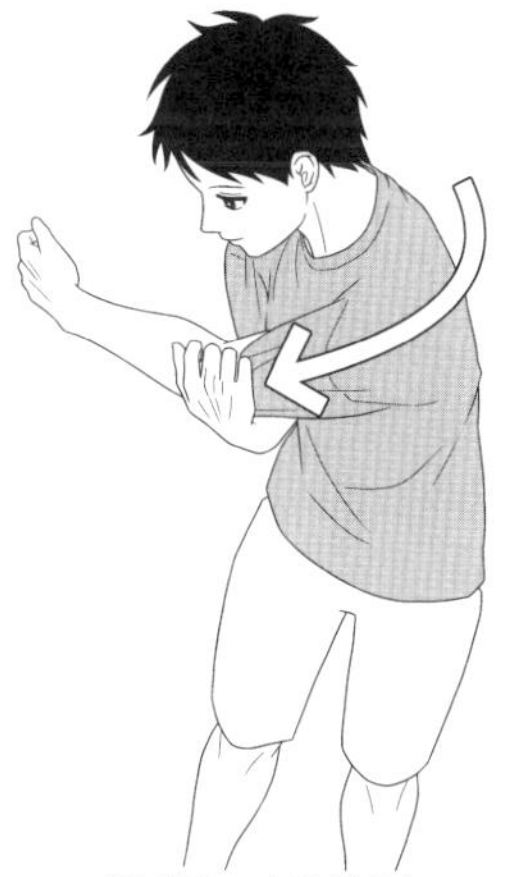
腰が痛い方は浅めに

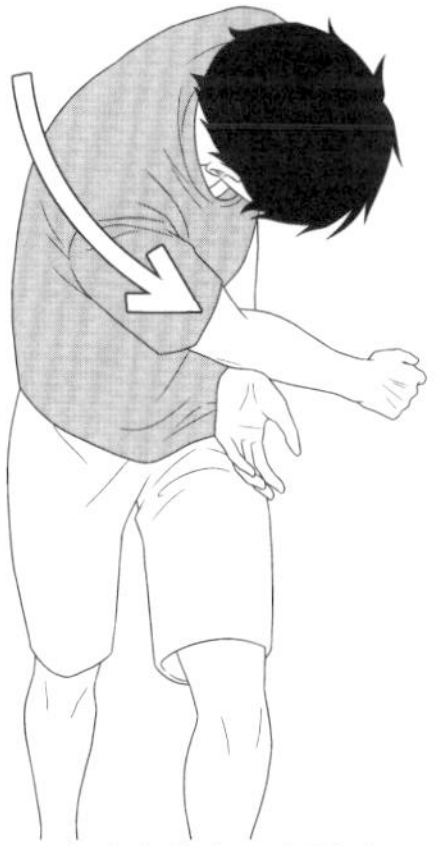
できる方はもっと深く

⑨前屈

両足を肩幅程度について、両手を地面につけるイメージで、ゆっくり前屈をします。つく方は指先を地面につけてしまってかまいません。両腕と上半身の重さだけで垂れ下がるようにじわじわ、三十秒キープしましょう。

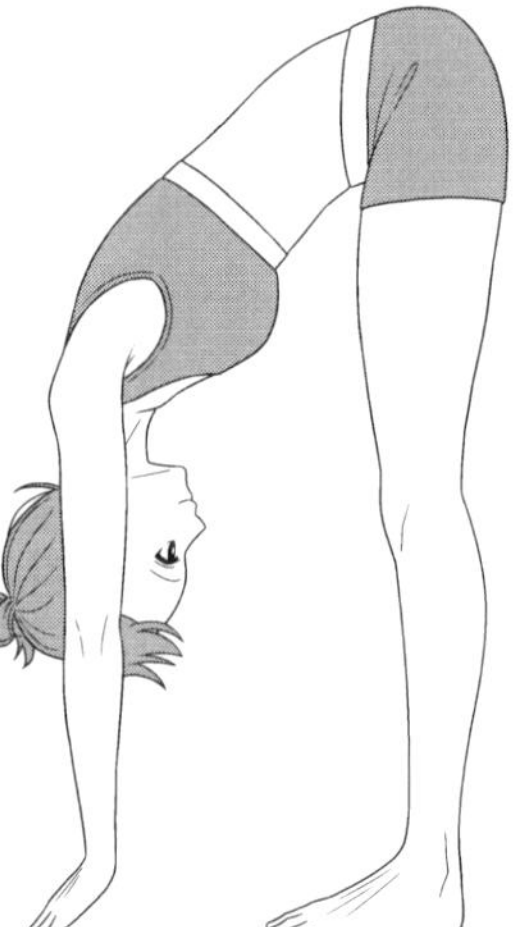

【この運動が効く理由】

太ももからふくらはぎにかけて、肉離れを起こしやすいところをじっくり伸ばせるのでケガの防止になるほか、お尻が伸びるので坐骨神経痛の予防にもなります。太ももの後ろにあるハムストリングスの硬さが原因で腰痛が起きることもあるので、腰痛予防にもなります。たかが前屈、されど前屈。

⑩猫のポーズ

ヨガで有名なポーズです。床に四つん這いになります。お尻を突き出し、胸を床に近づけるようにして、ぐぐーっと伸ばします。

【この運動が効く理由】

肩の後ろから背中あたり、胸の前側の筋肉までいっぺんに伸びます。背筋強化の効果があると言われています。腰椎の前弯部分が自然に前に押し出されるので、普段猫背になりがちな方は矯正にもなります。

朝目が覚めたら一度うつ伏せになってこのポーズをしてから起き上がると、眠っている間に動かさなくて固まった腰周りの筋肉を伸ばせるので、「朝起き上がるときに腰を捻ったらグキッとやっちゃった」という悲劇を予防できるでしょう。

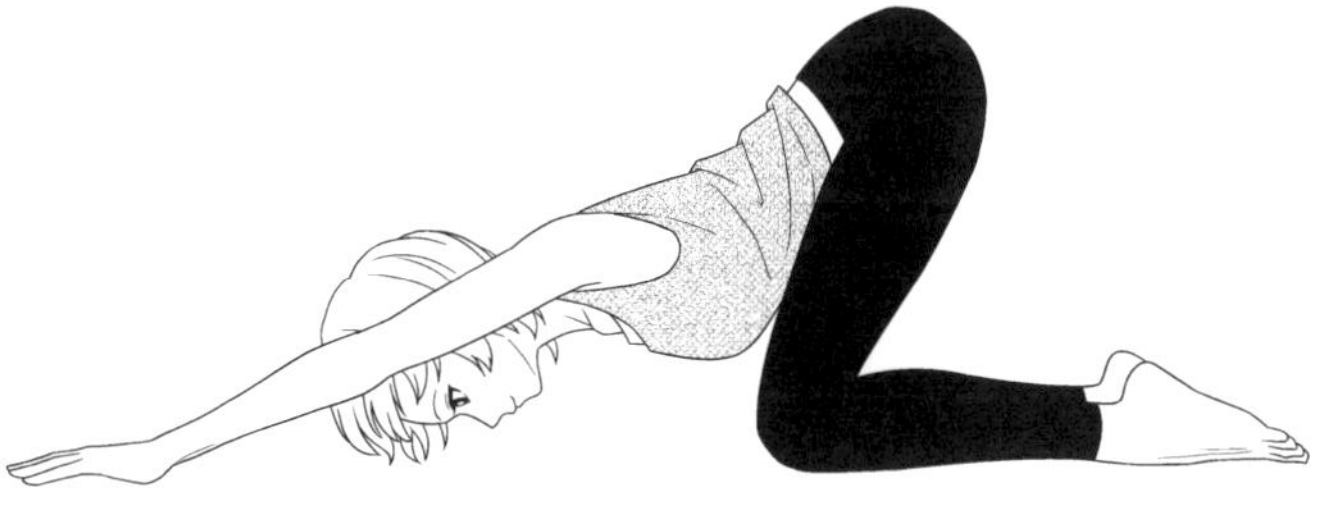

⑪腰ひねり

仰向けになって左足を伸ばし右足を曲げ、右膝を遠くに伸ばすように、身体を左にひねります。右足の膝あたりに左手を乗せ、ぐぐーっと伸ばすようにひねるといいでしょう。同様に逆側もやります。

【この運動が効く理由】

背骨の左右のゆがみを矯正する効果があるほか、お尻の筋肉や股関節周りが伸びるので、坐骨神経痛の予防にもなります。

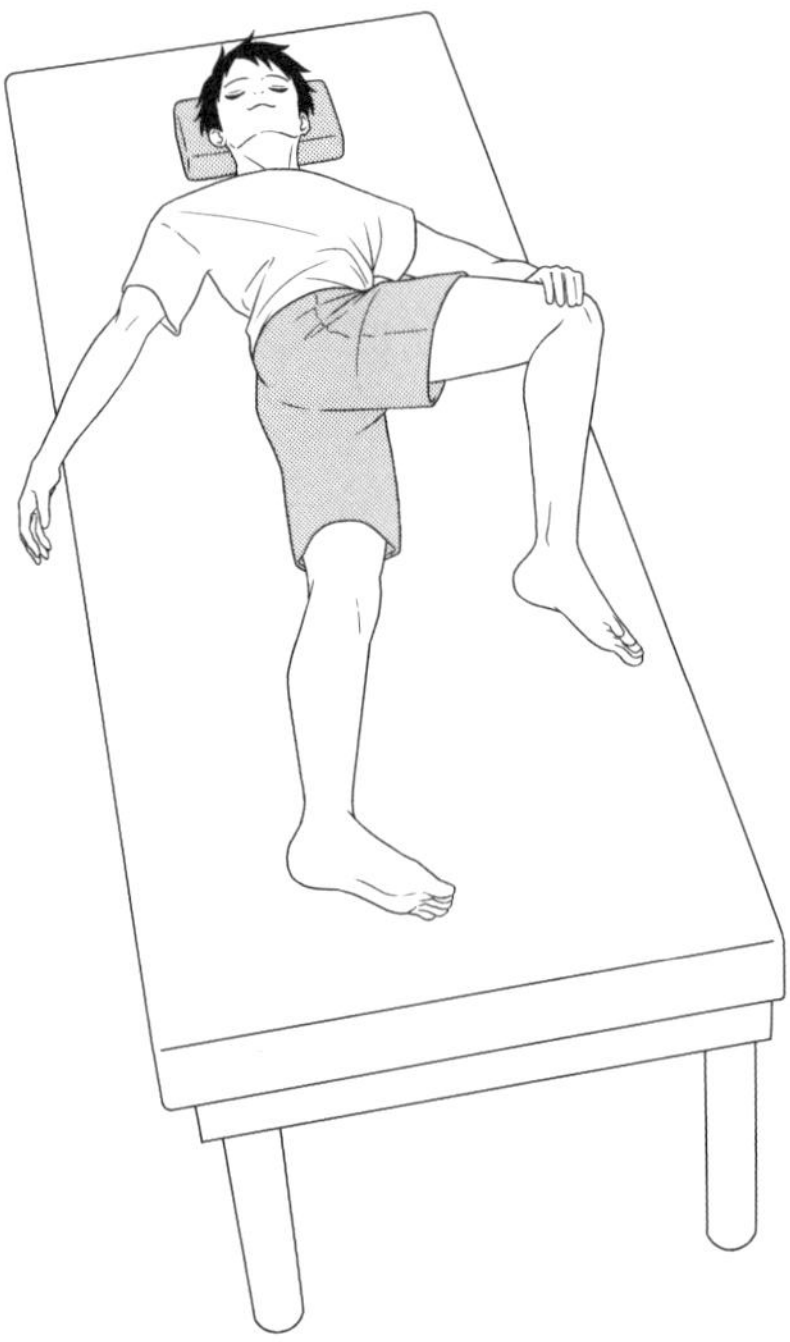

●ストレッチのススメ

ストレッチは地味で、すぐに効果が表れるものではありません。

そのため、継続することがなかなか難しいのです。

しかし、こまめにやることでつらい肩こりや腰痛の緩和、予期せぬケガの防止に役立ちます。

歯磨き中、入浴中、寝る前のリラックスタイムなど、毎日必ずすることとセットにすることによって習慣化することがとても有効です。一日五分からでもかまいません。

今日からコツコツ始めてみませんか。

あとがき

本書の中でもそうですが、私は鍼を「抜く」ではなく「外す」と言うようにしています。鍼灸専門学校の最終過程で臨床研修をするのですが、そこで患者さまが「鍼を抜くって言われるといかにも刺さっているって感じで怖いわ。外すと言うといいかも」と言ってくださったのを守っているからです。他にも、私を信じて身体を任せてくださった患者さま、お友達に当院を紹介してくださった患者さま、未熟な私に親身に教えてくださったはりきゅう師の先生方、私を信じて当院に紹介状をくださった医師の先生方、皆さま一人ひとりに私を育てていただいたと思っております。

セネファ社の皆さま

急なお願いにもかかわらず、丁寧な添削を賜りました。

銀座のせんねん灸ショールームの運営をはじめ、なじみのないお灸をよりわかりやすく、扱いの難しいお灸をより身近にと日夜励んでおられます。

深沢康二郎先生
藤﨑多美先生
矢野勝先生
髙澤省一郎先生
今泉進一先生
岡嶋あき乃先生

不出来な私を陰に日向にたくさん助けていただきました。施術に悩めば一緒に対策を考えてくださり、育ててくださいました。先生方どなたかお一人でもいなければ今の私はいなかったと思います。心より感謝しています。

日本にはたくさんのはりきゅう師の先生方がいらっしゃいます。

しかし、やはり鍼灸治療自体がなじみが薄いため、痛みが出るたびに、もしくは予防のためにしょっちゅう通っているという方は少ないでしょう。本書に書いたことは私のこれまでの施術経験に基づく考えであり、あくまでも数ある説の一つです。微力ながら、一人でも鍼灸院に行くのが怖くなくなる方が増えたらいい。なるべく誰もが痛くなく、元気で長生きしてほしいと思ってこの本を書きました。

本書を手に取ってくださったことがきっかけで、あなたの健康な生活に少しでも役立ってくれればと願ってやみません。

〈著者紹介〉

和田 由美（わだ ゆみ）

2015年にはりきゅう師の国家資格を取得。臨床重視の鍼灸院で実績を積み上げ、2017年くぬぎ鍼灸院、くぬぎ整骨院（院長：和田真、神奈川県横浜市）、2022年はやし整骨院（院長：林広太郎、高知県高知市）を立ち上げる。

恩師に言われた「10本でも20本でも効果が同じならその10本は無駄な鍼」が座右の銘。つらくない鍼、熱くないお灸を実践中。

自身の鍼灸院のかたわら、訪問施術も積極的に行い、評判が口コミで広がっている。

なぜあなたの痛《いた》みは
がんばっても消《き》えないのか
現役《げんえき》はりきゅう師《し》が教《おし》える「痛《いた》み」のメカニズム

2024年3月15日　第1刷発行

著　者　　和田由美
発行人　　久保田貴幸

発行元　　株式会社 幻冬舎メディアコンサルティング
〒151-0051　東京都渋谷区千駄ヶ谷4-9-7
電話　03-5411-6440（編集）

発売元　　株式会社 幻冬舎
〒151-0051　東京都渋谷区千駄ヶ谷4-9-7
電話　03-5411-6222（営業）

印刷・製本　中央精版印刷株式会社
装　丁　　立石愛

検印廃止

Printed in Japan
ISBN 978-4-344-69004-2 C0047
幻冬舎メディアコンサルティングＨＰ
https://www.gentosha-mc.com/